UN DANGER SOCIAL :

LA PURGATION

PAR

Le Dr BURLUREAUX

PROFESSEUR AGRÉGÉ LIBRE DU VAL-DE-GRACE

Les médecins appellent secours ce qui, le plus souvent, est empeschement.

MONTAIGNE, *Essais*, Livre II, Ch. XXXVII.

Librairie Académique PERRIN et Cie

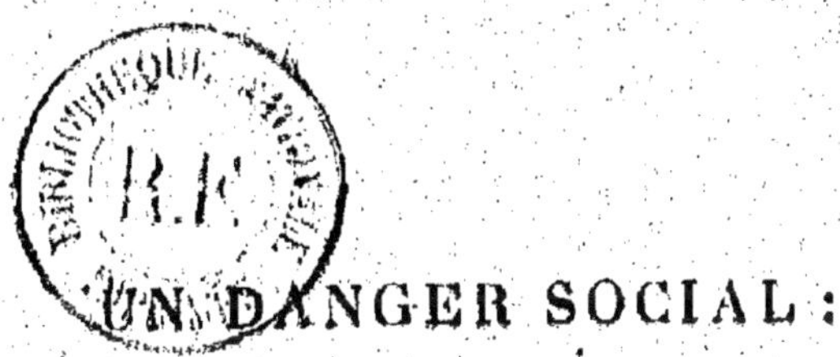

UN DANGER SOCIAL :

LA PURGATION

DU MÊME AUTEUR :

La Lutte pour la Santé. Essai de pathologie générale 5e édition. Un volume in-16. . . . . **3 fr. 50.**

UN DANGER SOCIAL :

LA PURGATION

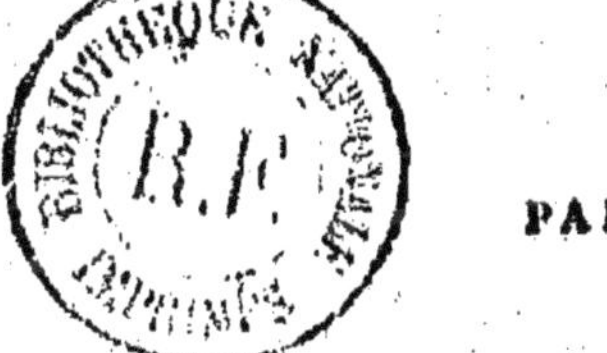

PAR

Le Dr BURLUREAUX

PROFESSEUR AGRÉGÉ LIBRE DU VAL-DE-GRACE

> Les médecins appellent secours ce qui, le plus souvent, est empeschement.
>
> MONTAIGNE, *Essais*, Livre II, Ch. XXXVII.

PARIS

LIBRAIRIE ACADÉMIQUE

PERRIN ET Cie, LIBRAIRES-ÉDITEURS

35, QUAI DES GRANDS-AUGUSTINS, 35

1908

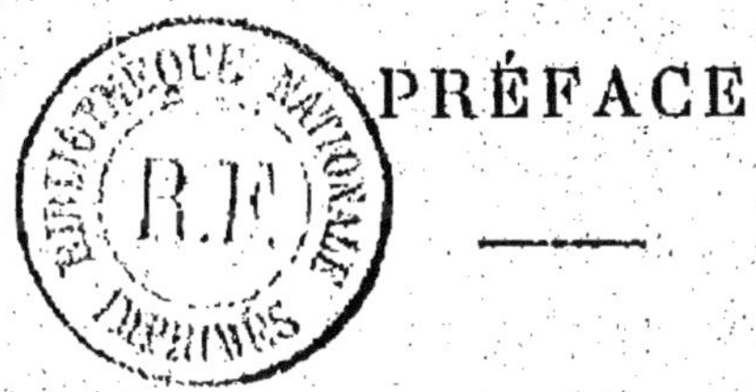

PRÉFACE

Voici un petit livre que je n'aurais pas osé écrire, il y a dix ans encore. Ce n'est pas, certes, que je fusse, il y a dix ans, moins assuré qu'aujourd'hui de la vérité des idées que j'y ai exposées : car on pourra voir que la plupart de ces idées m'ont été suggérées par des observations déjà bien anciennes, et datant de mes débuts dans la profession médicale. Mais j'aurais été empêché d'exposer ces idées, il y a encore dix ans, par la crainte de choquer trop vivement une opinion à peu près unanime. La purgation régnait alors, dans le monde entier, d'un pouvoir si absolu que ma protestation contre ce pouvoir aurait risqué non seulement de rester sans effet, mais de paraître un audacieux paradoxe, un acte de présomption, aussi éloigné que possible de mes goûts et de mes habitudes.

Aujourd'hui, la situation est, heureusement, assez changée pour que je n'aie plus à être arrêté par de tels scrupules. Le règne de la purgation, en vérité, dure toujours : mais il n'est plus l'autocratie sacro-sainte qu'il a été pendant de longs siècles. De tous côtés, des protestations isolées commencent à s'élever. Moi-même, dans une communication à la Société de Thérapeutique[1], puis dans mon livre *La Lutte pour la santé*[2], me suis trouvé amené, par la force des choses, à signaler, plus ou moins expressément, l'inutilité ou les dangers de l'emploi des purgations, au moins pour certains cas particuliers ; et des conver-

1. *Rapports de la constipation et de l'entérite muco-membraneuse*, communication faite à la séance du 26 octobre 1904, et publiée dans le *Bulletin de la Société de thérapeutique* du 6 novembre 1904 (Librairie Octave Doin). — On trouvera, d'ailleurs, dans le compte rendu d'une des séances suivantes de la Société, une communication où mon collègue le Dr Gaillard affirme, lui aussi, l'inutilité de la purgation dans le traitement de l'entéro-colite.

2. *La Lutte pour la Santé*, sixième édition, un vol., librairie Perrin, 1906. J'aurai souvent l'occasion de renvoyer mon lecteur à ce livre, où j'ai essayé d'exposer l'ensemble de mes idées sur la « maladie » et son traitement.

sations m'ont révélé que plusieurs de mes confrères, vers le même temps et depuis, sont arrivés à des conclusions analogues. Dès aujourd'hui, quelque opinion que l'on ait sur la valeur thérapeutique de la purgation, personne assurément ne me soupçonnera plus de vouloir soutenir un paradoxe, ni de jeter un présomptueux et stérile défi à des croyances d'une autorité inébranlable.

D'autre part, il s'est trouvé que, pendant que la purgation commençait ainsi à perdre un peu de son autorité, mes anciennes observations sur l'emploi des purgatifs se sont rattachées, en moi, à d'autres observations cliniques, qui les ont à la fois éclairées et précisées, et qui m'ont permis de parvenir à une vue d'ensemble sur la nature, les causes, et le traitement de la constipation. Au lieu de n'avoir qu'une notion purement empirique de l'inutilité et des dangers des évacuations provoquées, je crois être désormais en état d'affirmer cette inutilité et ces dangers d'une façon plus formelle, en me fondant sur une théorie générale de la constipation. Ce qui n'était, d'abord pour moi, qu'une hypothèse, d'ailleurs infiniment probable, s'est changé en certitude ; et, après avoir abondamment constaté le mauvais effet qu'avait souvent la purgation, j'en ai encore découvert, à présent, le comment et le pourquoi. J'ai compris que, — sauf dans certains cas, que la science de l'avenir aura à déterminer, — la purgation était inutile, parce que la constipation, qu'elle prétendait guérir, n'était pas une maladie spéciale, et pouvant être guérie isolément, mais n'était que l'un des symptômes d'un état morbide de l'organisme entier ; et j'ai compris que la purgation risquait d'être dangereuse, parce que, l'état morbide susdit étant dû à un trouble du système nerveux elle risquait d'aggraver encore ce trouble par le choc, la secousse violente, qu'elle produisait.

Dans ces conditions, j'ai pensé que le moment était venu où j'avais le devoir de communiquer au public les résultats de mes recherches, afin de le mettre en garde contre ce que je tiens vraiment pour un « danger social ». Comme on le verra par la lecture des pages qui suivent, j'ai connu moi-même un certain nombre de personnes à qui l'abus, ou même simplement un emploi intempestif, de la purgation, a causé un dommage très profond, et parfois irréparable : mais, à côté de ces cas, dont je veux bien avouer le caractère exceptionnel, c'est chaque jour, dans chaque famille, que la déplorable habitude des évacuations artificielles contribue à entretenir les maladies existantes, à amener de petits troubles nerveux, à fatiguer inutilement, — c'est-à-dire nuisiblement, — des organismes qui auraient besoin d'être laissés en repos. Oui, l'emploi de la purgation, tel que l'on continue à l'entendre et à le pratiquer, est un danger bien réel ; et j'ai la conviction d'accomplir un devoir en le dénonçant, comme aussi en exposant les divers moyens qui permettront de substituer, à des procédés toujours inefficaces, un traitement rationnel de la constipation, atteignant le mal à sa source même.

Après cela, je ne me dissimule point tout ce que mon entreprise a encore de hardi, ni à quelle opposition elle va se heurter. Un ami, à qui je soumettais mon manuscrit, me disait : « Gardez-vous de publier cela ! Vous n'empêcherez personne de se purger, et vous vous attirerez des animosités innombrables ! » Je m'attends, en effet, à scandaliser et à fâcher bon nombre de lecteurs, en dehors même des personnes qui, ayant intérêt à fabriquer ou à vendre des purgatifs, ne pourront se défendre de trouver ma brochure au moins intempestive. Mais je suis profondément persuadé que, tôt ou tard, mon cri d'alarme sera entendu, et que les modestes pages qu'on va lire finiront, un jour, par porter leur fruit. Peut-être, en vérité, hésitera-t-on, tout d'abord, à abandonner des habitudes qui ont pour elles l'autorité des siècles ; mais peu à peu, les yeux s'ouvriront, l'expérience personnelle de chacun viendra appuyer mes affirmations ; et l'on se purgera un peu moins souvent, et ainsi, par degrés, on se délivrera de l'antique préjugé. Un préjugé, comme celui-là, certes, ne se détruit pas en un seul jour : mais l'essentiel, est que l'on cesse de le considérer comme un dogme intangible ; et mon unique ambition a été de préparer les voies à une réforme dont je reconnais pleinement la difficulté, mais qui, cependant, me paraît nécessaire.

Que si, après cela, je m'étais trompé dans mon espérance, si le préjugé était trop enraciné, et trop chaudement défendu, pour qu'il me fût possible de le vaincre, je n'en garderais pas moins la satisfaction d'avoir accompli mon devoir, en m'efforçant, de mon mieux, à lutter contre lui.

C. B.

10 janvier 1908.

Et, à dire vrai, de toute cette diversité et confusion d'ordonnances, quelle aultre fin et effect, après tout, y a-t-il, que de vuider le ventre ? ce que mille simples domestiques peuvent faire. Et si ne sçais si c'est si utilement qu'ils disent, et si notre nature n'a point besoing de la résidence de ces excréments, jusques à certaine mesure, comme le vin a de sa lie pour sa conservation ; vous voyez souvent des hommes sains tomber en vomissements ou flux de ventre, par accident estrangler et faire un grand vuidange d'excréments sans besoing aucun precédent, et sans aulcune utilité suyvante, voire avecques empirement et dommage. C'est du grand Platon que j'apprins naguères que, de trois sortes de mouvements qui nous appartiennent, le dernier et le pire est celuy des purgations, que nul homme, s'il n'est fou, ne doit entreprendre qu'à l'extrême necessité. On va troublant et esveillant le mal, par oppositions contraires ; il faut que ce soit la forme de vivre qui doulcement l'allanguisse et reconduise à sa fin : les violentes harpades de la drogue et du mal sont toujours à nostre perte, puisque la querelle se desmesle chez nous, et que la drogue est un secours infiable, de sa nature ennemy à nostre santé, et qui n'a accèz en nostre état que par le trouble. Laissons un peu faire : l'ordre qui pourvoit aux pulces et aux taulpes, pourvoit aussi aux hommes qui ont la patience pareille à se laisser gouverner que les pulces et les taulpes : nous avons beau crier Bihore[1], *c'est bien pour nous enrouer, mais non pour l'advancer : c'est un ordre superbe et impiteux ; nostre crainte, nostre désespoir le dégouste et retarde de nostre ayde, au lieu de l'y convier ; il doit au mal son cours comme à la santé ; de se laisser corrompre en faveur de l'un au préjudice des droicts de l'austre, il ne le fera pas, il tomberait en désordre. Suyvons, de par Dieu! suyvons : il mène ceux qui suyvent ; ceux qui ne le suyvent pas, il les entraisne, et leur rage, et leur médecine ensemble. Faites ordonner une purgation à vostre cervelle : elle y sera mieux employée qu'à vostre estomach!*

MONTAIGNE, *Essais*, livre II, chap. XXXVII.

1. « Bihorne », terme dont se servent les charretiers du Languedoc pour hâter leurs chevaux ; il signifie : vite ! (E. Johanneau).

UN DANGER SOCIAL :

LA PURGATION

CHAPITRE PREMIER

LE RÈGNE DE LA PURGATION

Depuis une vingtaine d'années, la thérapeutique a subi une évolution que l'on pourrait aisément appeler une révolution : les sérums, les préparations opothérapiques, les ferments, les agents physiques, la psychothérapie, ont presque entièrement détruit et remplacé la plupart des moyens curatifs de l'ancienne médecine. Est-ce un bien, est-ce un mal ? L'avenir en décidera ; mais, en tout cas, ce n'est pas faire œuvre de réactionnaire que de dire un dernier adieu et de rendre un dernier hommage à la vénérable thérapeutique de nos pères. Elle avait bien du bon, telle qu'elle était. Qui sait combien d'existences humaines ont été prolongées par une saignée opportune ; combien de douleurs ont été soulagées par le précieux, l'incomparable cataplasme ; combien l'étude attentive des plantes, de ce qu'on nommait les « simples », a fourni d'armes sérieuses à la pharmacopée ? Et la thérapeutique révulsive ! Quelles merveilleuses ressources elle offrait, que nos jeunes générations de médecins ne soupçonnent même plus !

Mais tout ce passé est mort, et bien mort... à moins qu'il ne renaisse de ses cendres,

> Multa renascentur quæ jam cecidere ;

et de nos jours, un médecin qui se respecte s'interdit rigoureusement de recourir jamais à tous ces procédés d'un autre âge. A peine accorde-t-il quelque créance aux eaux minérales, sauf pour lui à s'informer d'abord, discrètement, de la station qui serait la plus agréable au malade et à sa famille.

Et cependant, sur les ruines du passé, se dresse encore victorieusement la purgation, avec son acolyte, le clystère. Si l'on ne rencontre plus d'adeptes du *postea seignare*, les deux autres principes du code médical formulé jadis par Molière, *clysterium donare* et *ensuita purgare*, non seulement ont survécu à toutes les transformations de la médecine moderne, mais ont acquis plus de force et d'autorité qu'ils n'en avaient jamais eu. En voulez-vous quelques preuves ? Voyez, par exemple, la place que tiennent, dans les journaux, ces innombrables laxatifs et purgatifs à l'invention desquels la pharmacie contemporaine a dépensé des efforts vraiment prodigieux ! Quelle triste figure font la « rhubarbe et le sené » de Molière, en face de cet imposant arsenal de pilules, tisanes, poudres, écorces, eaux minérales purgatives, françaises et étrangères ! Sur ce grave sujet, chaque famille a ses préférences : pas une qui n'ait trouvé son purgatif de choix, et qui ne rêve de l'imposer au reste du genre humain.

Voyez aussi tous les ustensiles perfectionnés qui ont remplacé la seringue d'autrefois ! J'ai entendu le professeur Lasègue consacrer toute une clinique à la glorification du lavement ; j'ai vu décerner le nom de « bienfaiteur de l'humanité » à celui qui a inventé l'irrigateur. Et, dans nos maisons de santé et dans nos stations thermales, quel luxe d'appareils ! L'inépuisable génie des constructeurs ne cesse point d'être mis à contribution, et dès aujourd'hui on se trouve en état de doser avec une précision mathématique la pression, la quantité, la température des divers ingrédients que l'on croit devoir introduire dans nos intestins. Pour les seuls lavements huileux, je connais *quatre* variétés d'appareils, très ingénieux d'ailleurs, qui permettent de les donner *tuto et jucunde*.

Un médecin est appelé dans une famille. Pressé de guérir avant de diagnostiquer, même si le sujet n'est pas constipé, il se hâte de prescrire un purgatif ; et quand il a eu le temps de pousser à fond l'examen du malade, c'est encore à la même conclusion qu'il aboutit, après mûre réflexion : purgatif à prendre aussitôt, par manière de préparation au traitement ultérieur. Qu'il s'agisse de grippe, d'état gastrique, de rougeole, invariablement la purgation intervient au début d'une cure raisonnable et raisonnée. Ou que si le sujet a le malheur d'être préalablement constipé, alors les purgatifs font rage, entremêlés ou accompagnés d'irrigations intestinales.

Et comme cette conduite du médecin est comprise, dans l'entourage du malade, et non seulement approuvée, mais attendue et prévue ! « Oh ! monsieur le docteur, vous pensez bien que nous n'avons pas manqué à purger notre enfant, dès que nous l'avons vu rester deux jours sans aller à la selle ! Avant-hier. déjà, nous lui avons donné de la magnésie, et hier un grand verre d'eau de Janos! Mais, malgré cette seconde purge, il est encore constipé; et, de plus, le voici qui a la fièvre, depuis ce matin! » Si le zèle des médecins est grand en matière de purgation, combien il est surpassé par celui des malades et de leurs familles[1]!

Encore tout cela n'est-il rien en comparaison de la frénésie purgative des gardes-malades, surtout du sexe féminin : laïques ou religieuses, toutes ont, sur ce point, la même ardeur de conviction, qu'elles savent communiquer à leurs malades; et les meilleures d'entre elles tendent toujours à dépasser les prescriptions des médecins, des chirurgiens, et des accoucheurs Leur zèle est même difficile à réprimer. Je me rappelle en avoir rencontré une qui, tout à fait à mon insu, depuis plusieurs mois, avait pris l'habitude d'administrer à sa cliente deux lavements quotidiens d'un litre; et comme, très surpris, je lui demandais pourquoi elle avait imaginé de recourir à ce traitement, c'est de la

1. Très souvent, en vérité, ce sont les malades qui forcent la main au médecin, pour l'emploi des purgatifs. Une dame, l'autre jour, me disait que, sur les 28 médecins qu'elle avait vus depuis vingt ans qu'elle était malade, presque tous lui avaient déconseillé de se purger, comme elle avait la manie de le faire. « Mais je le désirais si fort, ajoutait-elle, que tous finissaient par céder à mes instances. »

façon la plus naturelle du monde qu'elle me répondit : « Oh ! J'ai pensé que c'était toujours une manière d'occuper la malade ! »

Au reste, les gens bien portants eux-mêmes n'échappent pas aux effets de ce culte universel. Il en est un bon nombre qui se purgent par précaution, à intervalles plus ou moins espacés ; — ou bien, c'est tous les jours qu'ils se servent de « minoratifs », charitablement inventés à leur intention, tisanes laxatives, grains de santé, etc. Quant à l'usage quotidien du lavement, chaud ou froid, chez les personnes les plus solides (et d'ailleurs il faut qu'elles soient solides pour supporter sans dommage une pareille habitude), peu s'en faut qu'il ne fasse désormais partie du système courant des soins hygiéniques. Depuis quelques années, surtout, la crainte de l'appendicite a considérablement étendu cette pratique de la selle forcée, chez les gens bien portants.

La chirurgie, naturellement, ne reste pas en arrière de la médecine : souvent, purgatif avant l'opération ; toujours, purgatif après l'opération. Et comme le purgatif après l'opération a bien des chances de demeurer inefficace, pour maintes raisons que j'aurai l'occasion d'expliquer bientôt, on recourt à toute la série des adjuvants : lavements d'huile, puis grands lavages, puis, en désespoir de cause, repurgation, jusqu'au jour où l'intestin du patient se décide enfin à fonctionner, — ce qu'il aurait fait beaucoup plus vite si l'on s'était dispensé de le torturer.

En un mot, le triomphe de la purgation est absolu et illimité. Par un accord peu commun dans les choses de cet ordre, le monde des médecins et celui des malades s'unissent et communient dans la conviction que « la liberté du ventre » est la plus indispensable des « libertés nécessaires », et que cette liberté peut s'obtenir vraiment, d'une façon à la fois inoffensive et durable, par l'usage des purgatifs et autres agents d'évacuation artificielle. Et cette conviction n'est que la résultante d'une autre, non moins profondément ancrée dans tous les esprits : de celle qui consiste à tenir la constipation pour une maladie en soi, ayant pour ainsi dire sa vie propre, et pouvant être traitée séparément ; ou bien encore, lorsque l'état maladif général d'un organisme est par trop manifeste, à tenir la constipation pour le fauteur principal de cet état ; — conviction qui s'est transmise jusqu'à nous à travers tout le cours des siècles, en s'appuyant successivement sur une variété infinie de théories médicales, depuis la vieille théorie des « humeurs peccantes » jusqu'à celle, toute moderne, de « l'auto-intoxication ».

Or je dois tout d'abord déclarer que, sur quelque théorie qu'on puisse les fonder, ces deux convictions sont pour moi également erronées, et que leur application non seulement est bien loin d'avoir les bons effets qu'on lui attribue, mais encore risque très souvent de présenter de sérieux dangers. Dût-on m'accuser maintenant d'être un révolutionnaire, j'affirme que la constipation n'est jamais une maladie en soi, que son importance, dans les états morbides généraux, est presque toujours secondaire, que ce n'est qu'un *épiphénomène* fonctionnel, et que, dans la plupart des cas, l'emploi des méthodes purgatives est entièrement inutile, et que même, dans certains cas, il peut être funeste.

Non pas, à coup sûr, que je conteste l'utilité, l'extrême importance de la « liberté du ventre »! Mais celle-ci, pour moi, n'est pas la cause de la santé; elle en serait, plus exactement, quelque chose comme le baromètre : et, de même que les indications du baromètre n'ont jamais une valeur absolue, puisque la pression atmosphérique n'est que l'un des nombreux éléments qui contribuent à déterminer le temps qu'il fait ou qu'il va faire, de même la liberté du ventre n'indique pas forcément la santé, et ce n'est point chose rare de trouver des santés relativement acceptables qui se passent de la liberté en question. D'une façon générale, cependant, on peut considérer comme un homme bien portant celui dont l'évacuation intestinale se produit quotidiennement, et dans les conditions normales ; mais, à mon avis, ce n'est nullement parce que cet homme a des selles louables qu'il est bien portant : la régularité de ses selles n'est que l'un des *témoins*, l'un des effets, de son bon état général de santé, une manifestation, un signe de cet état, — comme la pression barométrique élevée est un signe de beau temps.

Or, s'il en est ainsi, un malade qui s'acharne à obtenir des selles louables quotidiennes en violentant son intestin est tout pareil à un enfant mal avisé qui, ayant la promesse d'une partie de plaisir pour le lendemain, imaginerait de relever l'index du baromètre afin de lui faire annoncer le beau temps.

En d'autres termes, l'usage constant et universel des purgatifs résulte de la fausse idée que l'on se fait communément de la constipation. Médecins et malades continuent à regarder celle-ci comme la source d'une foule de misères, tandis que, en réalité, elle n'est que l'une des conséquences d'un état maladif plus général, et l'indice d'un mauvais fonctionnement de l'économie tout entière. De telle sorte qu'il ne saurait y avoir de traitement particulier de la constipation, pas plus qu'il n'y a de traitement particulier de l'albuminurie : il n'y a que les divers traitements des constipés, ou, pour être plus exact, des maladies diverses dont l'état morbide se manifeste, entre autres phénomènes, par la constipation.

Et j'ajouterai que, entre tous les phénomènes morbides qui se rencontrent chez les constipés, la constipation est précisément celui sur lequel il faut le moins travailler, celui qu'il faut le moins traiter, ce symptôme étant toujours celui qui, spontanément, disparait le premier, lorsque s'améliore l'état général de la santé, sous l'influence d'un traitement approprié. C'est un symptôme d'importance secondaire, et contre lequel nous n'avons point de recours immédiat, et qui ne fait qu'être aggravé par les interventions directes, et qui, lorsqu'il est ainsi aggravé, peut à son tour engendrer de sérieux phénomènes morbides.

— « Oui, j'admets votre théorie, diront peut-être quelques lecteurs, et je reconnais avec vous que, lorsque la constipation s'accompagne d'une foule d'autres misères, petites ou grandes, il ne convient pas de s'acharner contre elle : mais quand la constipation existe seule, sans autre trouble de la santé, n'a-t-on pas le droit et le devoir de tâcher à la vaincre ? »

Eh ! bien, un tel cas, tout d'abord, est rare, et même exceptionnel : car, presque toujours, un homme constipé éprouve, en même temps que sa constipation, une variété infinie de petits phénomènes irréguliers, des migraines, des maux de reins, de la somnolence, de la paresse matutinale ; et si même, le jour où vous l'examinez, il ne vous présente aucun de ces phénomènes concomitants, vous pouvez être certain qu'il en a eu, ou qu'il en aura dans l'avenir. C'était peut-être un migraineux qui a vu ses migraines disparaître à partir du jour où il est devenu constipé ; mais, en tout cas, ce n'est certainement pas un homme bien portant, et, pour ne se manifester chez lui que par un seul symptôme, sa « maladie » ne doit pas moins être traitée d'un point de vue plus général, si l'on veut que cet homme ne devienne point plus malade, et retrouve cet équilibre instable qu'on est convenu d'appeler la santé. Soignons-le par le repos, si c'est un surmené ; par l'exercice, si c'est un désœuvré ; par le régime alimentaire qui répond à son fonctionnement stomacal et intestinal ; mais, de grâce, n'irritons pas son intestin par des purgatifs ou des lavements, sous peine de transformer ce constipé presque bien portant en un constipé franchement malade !

— « Mais alors, dira-t-on, comment expliquez-vous que, de tout temps et dans tous les pays, la purgation ait été si grandement en faveur? La persistance même de cet usage, à travers les révolutions de la médecine, n'est-elle pas une preuve de sa valeur? Et n'en est-ce pas une preuve, aussi, que l'accord unanime des médecins à son sujet, et ne voyons-nous point les purgatifs employés, — à dose infinitésimale, il est vrai, — par les médecins homœopathes eux-mêmes ; ne les voyons-nous pas employés largement, et sous leurs formes les plus violentes, par les médecins vétérinaires ? Et ne savez-vous pas, en outre, que l'opinion séculaire a trouvé aujourd'hui un appui nouveau dans la grande théorie moderne de l' « auto-intoxication ? »

Me réservant de revenir plus tard sur cette théorie de l'auto-intoxication, je me contenterai de répondre, ici, que l'unanimité d'une opinion n'a jamais été une preuve de vérité, et qu'une erreur, parce qu'elle est séculaire, n'en reste pas moins une erreur. Tout récemment encore, dans un article du *Journal des Praticiens* sur l'*hystérie*[1], le professeur Bernheim écrivait très justement que, « quand une doctrine est consacrée par un enseignement classique séculaire, étayée par les autorités scientifiques, suggérée à de nombreuses générations, elle demeure dans les esprits comme un dogme difficilement expugnable. » Si la très grande ancienneté d'une erreur n'enlève certes rien à sa fausseté, elle a pour effet de l'enraciner, et, en nous accoutumant à la voir installée, de nous ôter à son sujet toute velléité de doute, ou simplement de contrôle.

Et là est précisément l'une des causes qui, à mon avis, expliquent la force de ce que j'appelle le *préjugé* de la purgation. En vertu de conceptions transmises d'âge en âge et basées sur le soi-disant sens commun, on a toujours eu tellement peur de ce qui pourrait se produire si l'on ne se purgeait point, soit au début des maladies, ou dans leur cours, ou à leur terminaison, ou même en pleine santé et pour éviter les maladies possibles, que, à travers les siècles, toujours et premièrement on a recouru à la

1. *Journal des Praticiens*, septembre 1907.

purgation; si bien que médecins et malades se sont trouvés hors d'état de se rendre compte des effets que l'on pourrait obtenir, en s'abstenant de purger. Il en est de cela comme il en serait d'une porte que, dans une maison, on aurait toujours condamnée, par une vague crainte traditionnelle d'un malheur qui pourrait arriver si on venait à l'ouvrir; et puis, un beau jour, un hasard ou un accident font que la porte s'ouvre, et l'on s'aperçoit qu'il n'y avait rien, derrière elle, que l'on eût à craindre. Pareillement, le hasard a voulu que, dès mon entrée dans la carrière médicale, j'aie pu me rendre compte de ce qui arrivait lorsque l'on s'abstenait de purger les malades : et j'ai ainsi découvert qu'il n'arrivait rien de mal, et tout le cours de mes observations ultérieures m'a convaincu que non seulement la purgation était presque toujours inutile, mais encore que, très souvent, c'était elle qui était dangereuse et funeste, et risquait d'aggraver le mal qu'on l'employait à combattre.

L'*inutilité* de la purgation et ses *dangers* : voilà maintenant ce que je vais essayer de démontrer, en m'appuyant à la fois sur l'expérience clinique et sur des considérations d'ordre général.

CHAPITRE II

L'INUTILITÉ

C'est sur moi-même, il y a trente-six ans, que j'ai eu l'occasion de constater, pour la première fois, l'inutilité des purgations. Ayant été atteint d'une fièvre typhoïde, pendant mon stage au Val-de-Grâce, j'avais eu la bonne fortune d'être soigné par ce maître incomparable que fut le professeur Villemin ; et comme ma maladie avait, au début, un caractère douteux, et comme, d'autre part, j'avais eu déjà la fièvre typhoïde sept ans auparavant, M. Villemin, soupçonnant plutôt une tuberculose aiguë et, craignant toute intervention violente, s'abstint de me donner aucun médicament durant tout le cours de la maladie. Or, il s'est trouvé que je suis resté constipé d'un bout à l'autre de cette maladie, sans qu'il en résultât le moindre accident ; ma fièvre a suivi l'évolution la plus normale, et, au vingt-deuxième jour, un petit lavement laxatif a suffi pour amener une évacuation abondante, après quoi les fonctions intestinales ont peu à peu repris leur régularité. J'ajoute que la fièvre typhoïde, après avoir commencé de la façon douteuse que j'ai dite, avait fini par revêtir l'aspect le plus typique : courbe de température, taches rosées, etc., de telle sorte qu'il est tout à fait impossible de supposer qu'il se soit agi là d'une auto-intoxication d'origine stercorale.

Cette innocuité d'une rétention abdominale prolongée m'a vivement frappé ; et c'est depuis ce moment que j'ai commencé à douter du caractère de nécessité communément attribué à la purgation. Pour ce qui est de la fièvre typhoïde en particulier, j'ai toujours été très sobre de purgatifs chez les nombreux typhiques que j'ai eu à soigner pendant ma longue carrière de médecin d'hôpital ; et pas une seule fois je n'ai eu à me repentir de cette abstention, pas plus que je n'ai eu jamais à me repentir de laisser sans purgation les malades atteints de rougeole, de scarlatine, d'angine, etc., qui ont été confiés à mes soins au Val-de-Grâce, lorsque j'y ai été chargé du service des contagieux.

Encouragé par cette abondante série d'observations, et de plus en plus conduit, en même temps, par des réflexions que je dirai tout à l'heure, à redouter les dangers de toute évacuation artificielle, je me suis interdit de purger dans aucun cas de *grippe*, avant, pendant et depuis la mémorable épidémie de 1889 ; je me le suis interdit même dans les cas assez fréquents où la grippe revêt la forme abdominale, et présente, à son début, les symptômes de l'embarras gastrique, simple ou fébrile, et jusqu'à ceux de la fièvre typhoïde. Des cas de ce genre se sont produits en grand nombre, en 1887, parmi les soldats du régiment de sapeurs-pompiers de Paris, auquel j'étais alors attaché. Durant l'épidémie de 1889, la grippe a revêtu de préférence le caractère classique de l'influenza : mais, au cours des années suivantes, plusieurs fois elle est apparue de nouveau sous la forme plus spécialement abdominale. Grande était la tentation de purger, en présence de l'un de ces ensembles-types de symptômes gastriques, que nos pères nous ont enseigné à considérer comme ne pouvant être dissipés que par un purgatif. Mais j'ai toujours résisté à la tentation, et toujours j'ai vu d'autres moyens amener la disparition, plus ou moins rapide, de ces symptômes, — des moyens au premier rang desquels figurent les injections de cacodylate de gaïacol, qui me semble de plus en plus appelé à devenir l'un des plus sûrs spécifiques du traitement de la grippe [1].

Je me suis d'autant plus soigneusement abstenu de purger, dans les cas de grippe, que celle-ci, sous ses formes les plus diverses, est essentiellement une maladie qui porte son atteinte principale sur le système nerveux. Il suffit, pour s'en convaincre, d'ouvrir les yeux, et de voir les manifestations céphaliques du début de la grippe, pouvant parfois aller jusqu'au délire; de voir la dépression de tous les grippés, même en l'absence de fièvre; de voir combien longtemps se prolongent la fatigue, la courbature, l'épuisement physique et intellectuel consécutifs de la grippe : or, comme je l'expliquerai au chapitre suivant, c'est précisément dans les maladies de cette sorte que les purgations risquent le plus d'être dangereuses, en infligeant une secousse nouvelle à un système nerveux déjà ébranlé.

Et ainsi, par degrés, j'en suis venu à m'abstenir de la purgation presque dans chacune des maladies où ce procédé avait la réputation d'être indispensable. Il n'y a que dans la *dysenterie* que je n'ai pas cru devoir abandonner la médi-

1. Voyez ma communication à ce sujet dans le *Bulletin de la Société de Thérapeutique* de janvier 1906.

cation classique : ipéca sous diverses formes, et purgatifs salins. Pourquoi cette réserve ? C'est que, dans ce cas particulier, par exception, il m'a semblé que la purgation pouvait peut-être avoir son utilité. A l'hôpital militaire de Versailles, où il y avait, tous les étés, nombre de dysentériques, j'ai cru constater que la médication purgative produisait de bons effets ; et le hasard m'a fait rencontrer, vers le même temps, dans un hôpital de Paris, un dysentérique qui est mort, et qui n'avait pas été purgé. Aussi lorsqu'ensuite, en Tunisie, je me suis vu aux prises avec la dysenterie, me suis-je considéré comme tenu de purger, tout en gardant l'idée que le bon effet attribué par moi à la purgation, dans mes observations précédentes, pouvait n'avoir été que fortuit, et être résulté de causes toutes différentes. Mais ce que je puis affirmer, c'est que, pour moi-même, je me suis interdit le traitement classique sans en éprouver aucun mal. Au Kef, atteint d'une dysenterie qui, en cinq jours, avait pris une forme assez sévère, je ne me suis pas purgé : je me suis mis seulement à un régime très restreint, et surtout j'ai eu la chance de pouvoir, au sixième jour, m'éloigner du foyer épidémique. Quarante-huit heures après, malgré les fatigues de longues étapes à cheval, j'étais complètement guéri. Qui sait si la dysenterie traitée par la méthode classique ne guérit pas *malgré* cette méthode, sous l'influence du changement de milieu, du repos dans un lit d'hôpital, de la diète, et, aussi, de cette tendance à « persister dans l'être » que nous a donnée la bonne Mère Nature ? Mais c'est là un grave problème, et qui attendra longtemps encore sa solution [1].

Toujours est-il que, sauf peut-être pour la dysenterie, mon expérience personnelle m'a invariablement démontré l'inutilité de la purgation, dans tous ces états aigus où il est d'usage de la regarder comme nécessaire, aussi bien au début que dans tout le cours du traitement.

En est-il de même quand il s'agit d'états

1. J'ai cru longtemps aussi, avec tout le monde, que la purgation pouvait venir en aide à la nature dans les cas d'empoisonnement alimentaire qui se traduisent par de la diarrhée et de l'état gastrique. Mais une observation récente est venue me prouver que, là encore, je me trompais.

Il y a trois ans, j'ai été appelé dans une maison où les neuf membres de la famille, et trois domestiques, ayant mangé du chevreuil faisandé, présentaient à des degrés divers les symptômes d'un véritable empoisonnement. De ces douze victimes de l'art culinaire, cinq, sur mes conseils, recoururent à la purgation, tandis que les sept autres préférèrent s'en abstenir. Or, sans pouvoir donner ici tous les détails de l'observation, je suis en état d'affirmer que les personnes qui ne s'étaient pas purgées guérirent tout aussi vite, sinon plus vite encore, que les autres.

subaigus ou chroniques ? Voici un homme atteint de ce qu'on est convenu d'appeler un « embarras gastrique », mot qui pourrait être plus exactement remplacé par celui d' « embarras de diagnostic ! » Il a la langue sale, l'haleine fétide, un léger état nauséeux. La première idée qui vient au médecin, et aux personnes de l'entourage, est de purger, au moins une fois, souvent deux. Au troisième jour, le malade se sent mieux ; il est guéri au cinquième, sauf une lassitude qui va durer quelques jours, et tout le monde est ravi de l'excellent effet de la purgation. Mais que serait-il arrivé si cet homme ne s'était pas purgé, s'il s'était seulement mis à la diète liquide, ou même, pendant douze heures, à la diète absolue, pour laisser son estomac se reposer à fond, sans avoir à fournir le moindre travail ? M'autorisant d'une observation presque journalière, j'affirme que cet homme aurait guéri de la même façon, ou plutôt d'une façon plus prompte encore et plus radicale.

L'observation sur laquelle je me fonde est, en vérité, si « journalière » que je serais bien embarrassé de choisir parmi la foule des cas qui la constituent. Aussi vais-je simplement citer quelques-uns de ces cas, qui se sont produits dans des circonstances assez curieuses et pittoresques pour avoir de quoi s'imposer particulièrement à mon souvenir :

1° En septembre 1880, j'étais attaché à un bataillon qui reçut inopinément l'ordre d'avoir à partir pour la Tunisie dans un délai de trois jours. La nécessité de préparer ce rapide départ fut, pour le commandant B..., une cause de surmenage physique et moral qui, le matin du troisième jour, se traduisit par un fort embarras gastrique avec fièvre (38°), langue chargée, mal de tête, etc. Le commandant me demanda de lui donner au plus vite un remède pour le débarrasser de cette indisposition inopportune ; mais je lui fis observer que, ayant à partir le même soir, une purgation le mettrait dans un état lamentable ; et ainsi, grâce à ce manque de temps, la purgation se trouva évitée, ce qui n'empêcha point le commandant B... de se défaire très vite de son embarras gastrique. Deux jours après, en effet, malgré la fatigue nouvelle du voyage, les selles étaient redevenues normales, la langue avait repris sa couleur habituelle ; et certainement on aurait attribué cette prompte guérison à une purgation, sans l'heureux hasard qui avait permis à M. B... d'échapper à une intervention manifestement inutile.

2° En 1883, deux de mes amis présentèrent les mêmes symptômes d'embarras gastrique, au lendemain d'une course en montagne qu'ils avaient faite ensemble, et dont la fatigue les avait littéralement anéantis. Tous deux avaient un peu de fièvre, du dégoût pour les aliments, et les autres phénomènes ordinaires qu'on me dispensera d'énumérer. Je leur conseillai, à tous deux, d'attendre quelque temps avant de se purger ; mais l'un d'eux seulement y consentit, et précisément celui des deux qui paraissait le plus atteint. J'eus là l'occasion d'assister à une véritable expérience de laboratoire, et je puis affirmer que les résultats en furent décisifs. Dès le lendemain, l'officier qui *ne s'était pas* purgé se trouva sensiblement mieux, grâce au repos absolu qu'il avait pu s'offrir ; tandis qu'il fallut trois ou quatre jours à son camarade pour se remettre, à la fois, de son embarras gastrique et de la secousse produite, chez lui, par un purgatif qui l'avait « travaillé » et torturé à souhait. Heureusement sa bonne constitution lui permit de se ressaisir très vite, ce qui est loin d'être toujours le cas chez les victimes de la purgation : mais certes, pour excellent que soit redevenu son état au bout d'une semaine, il n'était pas meilleur que celui de son compagnon, à qui le repos et la diète avaient parfaitement tenu lieu de toute purgation.

3° J'ai fait maintes fois des expériences analogues, moins saisissantes peut-être, mais non moins instructives, en déconseillant la purgation à des personnes qui, dans les mêmes circonstances, avaient toujours eu l'habitude de se purger. J'ai eu notamment à soigner plusieurs fillettes ou jeunes filles qui, tous les ans, dans la seconde quinzaine de janvier, avaient un embarras gastrique provoqué par les bonbons, chocolats, etc., comme aussi par les repas de famille des alentours du nouvel an : car le fait est qu'il y a dans Paris, à cette date, une véritable épidémie annuelle d'embarras gastrique. Or, j'ai toujours constaté que les enfants que l'*on ne purgeait point* guérissaient aussi complètement, et au moins aussi vite, qu'ils avaient guéri, les autres années, avec des purgatifs.

4° Mais parfois aussi, dans certaines familles, il m'a été absolument impossible de faire cette expérience, les mamans ne voulant point se résigner à laisser leurs enfants guérir spontanément. Aussi m'est-il arrivé, en présence de cas relativement graves, d'avoir à isoler des enfants, à les séparer de leur milieu familial, pour assurer à leur intestin le repos que je leur jugeais nécessaire. Tout récemment encore, j'ai été appelé auprès d'une fillette de douze ans, qui, depuis des mois, ne sortait pas d'un état gastrique, entretenu en partie par des efforts d'alimentation intempestifs, et en partie par un abus des purgations et des lavements. La maigreur de l'enfant était devenue si inquiétante que j'ai pu obtenir des parents ce qui leur paraissait un gros sacrifice : ils ont placé leur fille dans une pension de famille, en s'engageant à ne pas la voir, aussi longtemps qu'il faudrait pour que se fit sentir l'effet du changement de milieu. Et cet effet fut très prompt. Dans son milieu nouveau, la petite fille, libre désormais de ne manger qu'à sa faim, commença bientôt à manger avec plaisir, et nous vîmes ses forces renaître de jour en jour. Mais, chez elle, chose curieuse, la constipation fut l'un des symptômes morbides qui mirent le plus de temps à disparaître ; au bout de trois semaines, la petite fille avait repris l'habitude de manger, et regagné un peu de poids : mais sa constipation, loin d'avoir disparu, semblait encore vouloir s'aggraver. Enfin, dans la quatrième semaine du traitement, après six jours d'une constipation absolue, les selles revinrent, et pour acquérir bientôt une régularité parfaite. Que l'on songe à la lutte qu'il m'aurait fallu soutenir, pendant ces six jours de constipation, si l'enfant était restée chez ses parents ! Et, d'autre part, combien une purgation un peu énergique aurait risqué d'ajourner, ou peut-être d'empêcher la guérison !

5° Tout récemment, un homme de cinquante ans contracta un embarras gastrique à la suite d'une légère indigestion : le lendemain, il avait la langue sale, un peu de diarrhée et tous les symptômes de l'état gastrique. Il me demandait avec instance de lui donner une purgation. Je parlementai pendant trois quarts d'heure avec lui pour lui faire comprendre que la purgation était pour le moins inutile : mais je voyais tous mes arguments se heurter à son parti pris. Tant et si bien qu'à la fin je lui dis : « Purgez-vous si vous le voulez, mais, de grâce, dites-moi si vous l'avez fait, à ma prochaine visite ! » Il faut croire que mes raisonnements furent plus forts que les penchants qui poussaient le malade à vouloir se purger, car il résista à la tentation, et, le surlendemain, je trouvai un homme en parfait état, chez lequel l'appétit commençait à renaître. Il avait eu, la veille au soir, une crise urinaire (de belles urines claires à la place des urines boueuses). Sa maladie n'avait duré que quatre jours, tandis que, s'il s'était purgé, elle aurait duré, à mon avis, au moins deux jours de plus.

6° Je terminerai par une observation qui ne m'est point personnelle, mais qui me paraît trop significative pour que je puisse négliger de la signaler. Mon ami, le Dr Chaillou, chargé de la surveillance médicale de l'un de nos collèges d'enseignement secondaire les plus importants et les plus fréquentés (plus de 500 élèves), a pris l'habitude, depuis plusieurs années déjà, de ne jamais employer la purgation dans ces cas d'embarras gastrique qui sont les maladies ordinaires des infirmeries de collège ; et il me certifie que, toujours, il n'a eu qu'à se louer des résultats de son abstention.

Quant aux *états gastriques invétérés, chroniques*, avec constipation opiniâtre, avec entéro-colite... Mais ce n'est pas ici le moment d'étudier ces cas, puisque, dans ce chapitre, je ne m'occupe que de ceux où la purgation est simplement *inutile*.

A côté de ces états gastriques, il y a toute une série d'affections où il est d'usage non seulement de recourir aux purgatifs, — car, en vérité, il n'y a pas une seule maladie où il ne soit d'usage d'y recourir, — mais encore de considérer la purgation comme formant la base du traitement, sa condition essentielle et indispensable. Je ne puis songer à étudier ici toute cette série : mais je vais citer simplement quelques exemples, tous empruntés à mon observation de ces derniers temps, et qui suffiront à prouver combien l'emploi des purgatifs est loin d'avoir, dans quelques-unes des maladies en question, le caractère de nécessité qu'on s'accordait à lui assigner. Par ces exemples, on pourra juger du reste.

Voici d'abord la *jaunisse* (l'*ictère simple*) qui touche encore de près aux états gastriques, et dont le traitement classique comporte, en première ligne, la purgation et les lavements. Le 24 octobre 1907, Mme A..., à la suite de vives contrariétés, fut atteinte d'un léger embarras gastrique prémonitoire d'une jaunisse, qui se déclara très nettement quatre jours après, et alla s'accentuant jusqu'au 2 novembre, sans fièvre, mais avec tous les caractères habituels de l'ictère. Sachant que le lait ne lui convenait pas, je m'abstins de la soumettre à la diète lactée ; et je m'abstins également de lui donner le moindre purgatif, bien qu'elle n'eût pas eu de selle depuis le début de son état gastrique. Or, le 2 novembre, Mme A... eut spontanément une selle, qui se reproduisit le 3, le 5, le 7, et le 10, toujours avec la décoloration caractéristique de l'ictère. Après le 10, la constipation étant revenue, la malade s'en inquiéta si vivement que, le 17, pour la tranquilliser, je me résignai à lui prescrire un cachet de rhubarbe. Mais, au moment même où le cachet arrivait de la pharmacie, une nouvelle selle spontanée se produisit, dont une partie restait blanchâtre tandis que l'autre moitié était déjà bien colorée ; puis il y eut des selles normales tous les deux jours, et enfin des selles quotidiennes à partir du 1er décembre. Comme on le voit, le Dr Lagrange (qui m'assistait auprès de Mme A...) et moi n'avons pas eu à nous repentir de notre abstention de tout procédé d'évacuation artificielle ; et certainement la malade n'aurait pas guéri plus vite si nous l'avions soumise au régime classique du lait, des lavements, et des purgatifs.

Il est également convenu, dans la médecine classique, que les purgatifs doivent tenir une place considérable dans le traitement de la *surdité*, des *bourdonnements d'oreille*, des *vertiges*, toutes choses qui ont, en effet, un rapport incontestable avec les états gastriques. Or les trois observations suivantes, ne datant que d'hier, vont montrer combien l'emploi de la purgation est peu indispensable, dans les cas de ce genre :

1° Mlle C... atteinte depuis plusieurs années de surdité progressive, va, le 7 octobre 1907, consulter un spécialiste des maladies de l'oreille, qui l'engage à veiller de très près à la régularité de ses selles. Ce médecin favorisait ainsi, sans le savoir, la manie de sa cliente, qui, toute sa vie, s'était préoccupée de son intestin, et l'avait torturé de mille manières, sans que l'emploi incessant qu'elle faisait des purgatifs et des lavements eût empêché le moins du monde la naissance et les progrès de sa surdité. Or, comme il se trouvait qu'elle n'avait pas eu de garde-robe depuis le 3 octobre, elle s'empressa, le 7, en quittant le médecin spécialiste, de se purger avec des grains de Vals : quelques heures après, elle eut une débâcle énorme, suivie, dans le courant de la nuit, de six autres selles. Quand je la vis le lendemain, je la trouvai affreusement fatiguée, les traits tirés, avec de la courbature générale : mais, bien loin que ses souffrances aient été compensées par une atténuation, même momentanée, de la surdité, celle-ci s'était notablement aggravée, et compliquée encore de bourdonnements d'oreilles très désagréables. Depuis lors, la surdité persiste, et l'unique profit que Mlle C... ait tiré de sa malheureuse expérience est d'être, désormais, définitivement brouillée avec les purgatifs.

2° Tout semblable est le cas de M. D..., sur qui un médecin spécialiste, en juillet 1907, a pratiqué un curetage des oreilles, avec un succès remarquable : pendant la journée qui a suivi, M. D... a retrouvé une finesse relative de l'ouïe qu'il n'avait plus connue depuis longtemps. Mais le médecin auriste, en même temps qu'il lui rendait ce précieux service, lui a prescrit de maintenir la liberté de son intestin au moyen de grands lavements quotidiens ; et il a suffi au malade de prendre cinq de ces lavements pour voir sa surdité s'accentuer de plus belle, et s'aggraver de bourdonnements d'oreilles, de vertiges, de maux de tête, tous phénomènes qui ont plus ou moins continué les jours suivants, et n'ont cessé que le jour où M. D... fut complètement remis du choc imprimé à son organisme par les susdits lavements[1].

1. Cette histoire m'a été racontée par M. D... lui-même, et c'est lui-même qui attribue aux lavements les troubles qui sont venus se joindre à sa surdité. Ce malade étant un « grand nerveux », facilement porté à vouloir chercher des causes accidentelles à chacune de ses souffrances, mon premier mouvement a été de croire que, là encore, il exagérait la responsabilité des lavements, dans l'aggravation de son état ; mais, tout bien réfléchi, je suis convaincu que cette fois, par hasard,

3° Le 2 novembre 1906, une dame de 48 ans, non constipée, s'épouvante d'un *vertige* subit, survenu au cours d'une promenade. Son médecin lui ordonne 50 grammes de sulfate de magnésie à prendre le lendemain matin, et lui recommande de se purger légèrement deux fois par semaine. Le 4 décembre, cette malade vient chez moi : elle éprouve maintenant des douleurs dans la nuque, de la courbature, un état de malaise général, de la constipation ; et ses vertiges se sont accentués au point de lui rendre les sorties presque impossibles. Et ces troubles qui se sont ajoutés, chez elle, aux vertiges, ne sont évidemment qu'un effet des purgations : car elle en est délivrée assez promptement dès que, sur mon conseil, elle cesse de se purger. Quant aux vertiges eux-mêmes, ils n'ont pas encore disparu, étant le résultat d'une fatigue cérébrale qui est toujours très lente à guérir ; mais, certes, les purgations, si elle les avait continuées, n'avaient guère chance de contribuer à leur guérison.

Non moins usurpé me paraît le crédit attaché

il ne s'est point trompé, car son cas ressemble à vingt autres, où j'ai vu des purgatifs ou des grands lavements amener des troubles profonds et prolongés dans des organismes à système nerveux spécialement vulnérables. — C'est, d'ailleurs, ce que j'expliquerai plus longuement au chapitre suivant.

communément aux purgatifs dans le traitement de l'*obésité*. En janvier 1902, j'ai commencé à soigner une dame qui pesait alors 97 kilogs. Cette dame était ce qu'on appelle une grande arthritique : sa mère était morte d'un cancer, et elle-même avait eu deux crises de coliques hépatiques et six crises de coliques néphrétiques. Depuis l'âge de 40 ans, elle avait pris un embonpoint progressif : elle avait 60 ans lorsque je l'ai connue, et, durant ces vingt années, elle s'était soumise, sans le moindre profit, au traitement classique par le régime ultra-sévère et la purgation. Deux ans et demi après sa venue chez moi, en juillet 1904, elle ne pesait plus que 77 kilogrammes, et cette diminution de poids avait coïncidé avec une amélioration très notable de la santé générale, ainsi qu'avec une régularisation complète des fonctions alvines. Je ne l'ai plus revue, depuis lors, qu'à de lointains intervalles, et jamais plus elle n'a été forcée de recourir à mes soins. Or cette cure de l'obésité a été obtenue par le seul traitement hygiénique, avec un régime beaucoup moins sévère que celui que Mme S... avait suivi antérieurement ; mais surtout elle a été obtenue sans que Mme S..., durant tout le cours de mon traitement, eût employé un seul purgatif.

Enfin, pour m'en tenir à ce petit nombre d'exemples, je suis persuadé que l'usage de la purgation n'est absolument d'aucun secours dans le traitement des *affections cutanées*. M. F..., âgé de 59 ans, et atteint de *psoriasis* depuis quinze ans, prenait, tous les dix jours en moyenne, depuis l'apparition de ce psoriasis, un verre de Janos. Il obtenait ainsi deux selles le jour de la purgation, et une selle molle tous les jours suivants : mais son psoriasis n'était en rien modifié. M. F... est venu me consulter, il y a environ huit mois, pour des troubles gastriques et intestinaux que je soupçonne avoir été causés par les fréquentes purgations. Je lui ai, naturellement, défendu de se purger, et le régime qu'il suit maintenant a notablement amélioré son état général. Le psoriasis, lui, reste stationnaire : la cessation des purges n'a eu sur lui aucune influence.

Je connais un autre malade atteint d'*eczéma chronique généralisé* chez qui, de la même façon, une longue série de purgations n'a aucunement modifié l'eczéma ; et lui aussi a vu l'ensemble de sa santé grandement amélioré, depuis que, sur mes conseils, il a renoncé à se purger. Son eczéma persiste, mais la cessation des purges ne l'a nullement aggravé.

M. P... a, depuis sept ans, des poussées d'*aphtes* aux lèvres et à la langue, survenant environ tous les mois, et durant en moyenne de dix à douze jours. Pendant les deux premières années, il se purgeait à chaque poussée avec 60 grammes d'huile de ricin ; mais comme, chaque fois, cette secousse le fatiguait, et l'immobilisait pendant vingt-quatre heures, c'est lui-même qui, après deux ans, a eu l'idée de renoncer à ce traitement. Or il a constaté que cette cessation n'avait eu absolument aucune influence ni sur la fréquence, ni sur la durée de ses aphtes. Le seul effet de ces nombreuses purgations a été, malheureusement, de rendre son intestin si impressionnable que, aujourd'hui encore, les moindres écarts, fatigues, erreurs de régime, émotions morales, se traduisent, chez lui, par un ou deux jours de diarrhée, avec des coliques parfois très douloureuses.

Inutile, la purgation l'est certainement, je dirais presque évidemment, chez les personnes bien portantes. Tout ce que je puis dire en faveur des purgations préventives, chez ces personnes, c'est que, d'ordinaire, elles ne paraissent pas leur faire de mal, grâce à cette admirable constitution de la machine humaine qui lui permet de supporter sans dommage, — ou plutôt sans dommage apparent, — les assauts les plus variés ; mais, en vérité, quelle étrange idée, de purger des gens qui vont à peu près bien, et de risquer ainsi de les rendre malades ! Parmi les souvenirs qui me sont restés de ma vie militaire, je me rappelle l'usage singulier que l'on avait autrefois, dans quelques infirmeries, d'ordonner soit un vomitif, ou un purgatif, à presque tous les hommes qui se présentaient à la visite. Je sais bien que cet usage avait pour excuse le très louable désir d'éloigner les simulateurs : mais n'était-ce pas une pratique bien médiocre, et bien peu médicale ? Et comment les hommes excellents qui y recouraient ne craignaient-ils point qu'elle risquât de nuire à leur autorité, en rendant malade, ne fût-ce que légèrement, un garçon qui n'était que fatigué, et qui se serait mieux trouvé d'une bonne parole et de vingt-quatre heures de repos ?

Vient maintenant l'importante question de l'emploi des purgatifs en chirurgie.

Préparé comme je l'étais par les observations et réflexions que je viens de résumer, on peut deviner avec quel intérêt je me suis associé, en 1890, aux travaux de M. Delorme, alors professeur au Val-de-Grâce, qui cherchait un moyen de constiper sans danger certains opérés dont les évacuations inopportunes avaient pour effet de souiller les pansements : tels, des malades opérés de hernies, d'hémorroïdes, de fistules anales, etc. Sans crainte de me tromper, j'osai affirmer à l'éminent chirurgien que la constipation provoquée chez les opérés ne pouvait jamais leur être dangereuse, à la condition qu'ils fussent soumis à une surveillance médicale attentive ; et, à l'appui de cette assertion, je le priai de constiper ainsi un des malades de mon service, avant de lui faire une cure radicale d'hémorroïdes, — l'objet désiré étant d'obtenir, après l'opération, une constipation d'une quinzaine de jours. L'opération fut faite, une constipation de seize jours fut obtenue, et, au dix-septième jour, le malade eut une selle excellente. Son pansement avait pu rester intact sans donner le moindre souci, et sans qu'il en résultât le moindre inconvénient pour l'état général.

Depuis lors, M. Delorme constipe méthodiquement tous ceux de ses malades qui ont à subir une opération dans les régions ano-fessière et fémorale. D'après une statistique qu'il a bien voulu dresser pour moi en 1905, le nombre de ces malades, à cette date, était de 2 680 ; et pas un seul de ces cas de constipation provoquée n'a donné lieu à un accident quelconque. Pour ce qui est de la température, M. Delorme a présenté à la Société de Chirurgie une série de 160 courbes thermiques, démontrant que jamais cette température ne s'est élevée au-dessus de la normale, pendant toute la durée de la constipation, sauf dans quatre cas, où la fièvre a été due certainement à des maladies accidentelles. Chez quelques-uns des opérés, il y a eu parfois des coliques, mais insignifiantes, et disparaissant après l'émission spontanée de gaz. La langue, saburrale les premiers jours, a bientôt repris son aspect normal ; l'appétit, dans la très grande majorité des cas, est resté intact, et pareillement le sommeil ; enfin, des analyses d'urines faites par M. le professeur Burcker ont établi que la constipation provoquée n'avait aucune influence mauvaise sur l'économie.

« Ma communication, — disait en terminant M. Delorme, — pourrait avoir plus qu'un intérêt clinique, étant données les théories qui ont cours sur l'importance et la fréquence des intoxications intestinales. » Oui, certes ; et j'aurai à revenir là-dessus quand j'aborderai le sujet des intoxications : mais, en tout cas, ce qui résulte nettement et formellement de ces observations, c'est qu'il n'y a aucun inconvénient sérieux, pour un opéré, à rester constipé pendant une durée de temps assez longue : conclusion qui indiquerait déjà qu'il n'est peut-être pas bien utile de fatiguer les opérés, en leur infligeant des purgations. Et je suis, en outre, convaincu, que, pour obtenir la constipation désirée, chez un malade qui vient de subir une opération, il ne serait pas même besoin de donner à ce malade de fortes doses d'opium, ainsi qu'a coutume de le faire M. Delorme : car une observation personnelle toute récente a achevé de me démontrer que les opérés de M. Delorme *auraient été constipés presque de la même façon sans ces hautes doses d'opium, et sans la purgation préalable que leur impose le savant chirurgien.*

Le 23 août 1906, une chute, me surprenant dans le cours d'une santé parfaite, a occasionné, chez moi, une fracture bimalléolaire. La réduction n'a eu lieu que huit jours après, sous le chloroforme. Or, pendant ces huit jours, et sans que j'eusse pris la moindre dose d'opium ou de morphine, il m'est venu une constipation opiniâtre, tandis que, en temps ordinaire, mon intestin avait coutume de fonctionner avec une régularité invariable. Et cette constipation a persisté de jour en jour, après la réduction. En vain, trois confrères et amis me priaient de recourir aux moyens qu'ils considéraient comme nécessaires pour lutter contre elle : je m'y suis refusé obstinément, sachant avec certitude que ces moyens n'ont qu'une utilité apparente, et désireux de profiter de l'occasion pour la démonstration de cette vérité ; sans compter que la constipation me paraissait avoir l'avantage de m'éviter des mouvements fort désagréables dans la circonstance. Et, une fois de plus, le fait m'a donné raison : au vingt-troisième jour, j'ai obtenu une selle normale, suivie encore de quatre autres jours de constipation ; après quoi, mes selles ont repris leur ancienne régularité quotidienne, sans que le moindre dommage appréciable soit résulté pour moi de cette longue durée de constipation. La constipation m'était venue *spontanément*, par le seul fait du choc ressenti ; elle s'était prolongée *spontanément*, parce que, en plus de mon état de blessé j'avais encore été un « malade » ; et, c'est *spontanément* qu'elle a disparu, le jour où j'ai cessé d'être un « malade » pour n'être plus qu'un « blessé ».

Et cependant, aujourd'hui encore, l'usage des purgatifs est à peu près universel chez les chirurgiens. Quelques-uns, comme M. Delorme, se contentent de purger avant l'opération : mais la plupart purgent à la fois avant et après, s'appuyant, pour justifier cette pratique, sur des arguments divers qui valent d'être examinés successivement.

Voici, d'abord, la purgation après l'opération. Elle est nécessaire, nous dit-on, 1° parce que, chez tous les opérés, on constate un état gastrique, avec langue saburrale, perte d'appétit, constipation ; 2° parce que l'opéré se trouve constipé d'une façon anormale, et pour ainsi dire artificielle, sous la double influence du séjour au lit et des narcotiques, ce qui semble indiquer la nécessité d'une évacuation également artificielle ; 3° à quoi bon nombre de chirurgiens seraient tenus d'ajouter, en conscience, qu'ils purgent leurs opérés parce que leurs maîtres leur ont appris à le faire, et que, de tradition, cela s'est toujours fait. Mais c'est là un motif que je ne m'arrêterai pas à discuter, pas plus que celui que j'ai entendu alléguer par une garde, affirmant que la purgation était le seul moyen « d'éliminer le chloroforme ! » Seuls les deux arguments exposés plus haut méritent discussion.

Il est parfaitement vrai que, chez tous les opérés, — comme le démontre encore l'expérience personnelle que je viens de rapporter — on constate un état se manifestant, entre autres choses, par de la constipation[1]. Mais cela ne prouve nullement que cet état doive être combattu par les purgatifs. En supposant même que ceux-ci atteignent la constipation, ce qu'ils sont loin de faire dans tous les cas, ne voit-on pas que la disparition de ce symptôme ne saurait rien changer à l'état général dont il n'est qu'une manifestation ? Car cet état est un produit direct du double choc, opératoire et chloroformique, qui a été infligé à l'organisme. Sous l'influence de ce double choc, l'opéré, pour une durée plus ou moins longue, devient un *malade* ; et ce n'est pas en tâchant de faire disparaître la constipa-

1. J'ai prié récemment une infirmière très intelligente, attachée à un service de chirurgie dans un grand hôpital, d'observer ce qui arrive, au point de vue des selles, chez les blessés qui n'ont pas à subir d'opérations (fractures simples, luxations, contusions, etc.). Et son observation s'est trouvée confirmer absolument le principe que je viens d'exposer : sur trois des blessés en question, pas un seul n'a manqué à être constipé, spontanément, après son accident. L'un, atteint de fracture de la clavicule, est resté constipé pendant quatre jours ; un autre, qui avait eu une rupture musculaire, l'est resté pendant six jours ; et le troisième, entré d'urgence à l'hôpital pour une déchirure des tendons de la main, n'est allé à la selle que le dixième jour. Or l'infirmière s'est assurée que chacun de ces trois blessés, jusqu'au jour de son accident, avait un fonctionnement intestinal tout à fait régulier. Quelle preuve plus décisive pourrait-on souhaiter de l'origine nerveuse de la constipation, et de tout ce qu'il y a d'irrationnel à vouloir traiter isolément ce symptôme morbide ?

tion, qui n'est qu'un des indices de sa maladie, que l'on atteindra, si peu que ce soit, cette maladie elle-même. Tout au plus risquera-t-on de la prolonger encore, en ajoutant un choc nouveau à ceux qui ont contribué à la produire.

Quand vous aurez empêché votre opéré d'être constipé, cela ne vous avancera absolument en rien : vous aurez seulement infligé à l'opéré et à son entourage un surcroît de fatigue bien inutile. Quant à son état de *maladie*, il disparaîtra de lui-même, à son jour, comme il a disparu chez moi dans l'expérience que je viens de rapporter, et comme il disparaît chez les opérés du professeur Delorme.

Mais, au reste, la nature elle-même ne nous prouve-t-elle pas combien elle s'accommode mal d'être violentée, par la résistance qu'elle oppose à nos efforts purgatifs? Combien de fois les chirurgiens ne sont-ils pas obligés de recommencer ces efforts à plusieurs reprises, avec des résultats nuls ou misérables? Tout récemment encore, j'ai vu une jeune opérée rester dix-huit jours sans aucune selle, *malgré* trois fortes purgations (huile de ricin et eau de Carabana) et six lavements à la glycérine ou à la graine de lin. Les quinze jours suivants, elle eut encore des selles très espacées, *malgré* de nouveaux lavements, puis les selles redevinrent quotidiennes. Deux mois après, cette même jeune fille a eu à subir une nouvelle opération, aussi grave que la première : mais, cette fois, on a renoncé à la purger, sur son instante prière, et devant l'inutilité des essais antérieurs. Or, cette fois, sa constipation n'a duré que huit jours, au bout desquels l'intestin a repris son fonctionnement normal. Et, sans doute, la différence des deux cas a dû tenir en partie à ce que, la seconde fois, l'opérée s'est trouvée dans un état général meilleur, ce qui lui a permis d'être moins *malade* sous l'effet de l'opération et du chloroforme : mais comment ne pas supposer que cette différence a tenu, aussi, au fait que, la seconde fois, on a évité de purger la jeune fille, et qu'on lui a ainsi épargné un supplément inutile de fatigue et de trouble?

Reste le deuxième argument, suivant lequel la purgation serait nécessaire pour faire contrepoids à l'action constipante du séjour au lit et des narcotiques. Pour ce qui est, d'abord, du séjour au lit, une opinion à peu près universelle veut, en effet, que « le lit constipe ». Mais c'est encore là une de ces erreurs d'interprétation qu'il serait temps de réduire à néant. Certes, la plupart des alités sont constipés : mais ne comprend-on pas, ne voit-on pas, qu'ils sont constipés parce qu'ils sont *malades*, et que leur constipation ne résulte point du lit, mais bien de la même cause qui les retient au lit? Oui, le lit les constiperait s'ils le gardaient sans nécessité, comme Charles XII de Suède; mais c'est qu'ils se rendraient *malades*, en adoptant un régime de vie contraire à celui que la nature prescrit à l'homme bien portant. Et, au contraire, prenez un malade ayant besoin du lit, un grand nerveux, par exemple, auquel convient une cure de repos : celui-là non seulement ne sera point constipé par le lit; mais, s'il l'est d'avance, il verra sa constipation disparaître dès les premiers jours du séjour au lit. Ainsi, dans l'observation rapportée plus haut, ma constipation a disparu malgré le lit, quand j'ai cessé d'être un *malade*; et j'aurais à citer des centaines d'observations non moins décisives. Tout au plus serait-il vrai de dire que la position horizontale gêne singulièrement l'exonération, et que, pour faciliter celle-ci, il conviendrait toujours, autant que possible, de faire lever les malades, ne fût-ce que pendant la durée de la présentation.

Il n'y a pas jusqu'à l'action constipante des narcotiques qui ne me paraisse pouvoir être comprise d'une autre façon qu'on la comprend d'ordinaire. Prise en soi, cette action constipante est moins énergique qu'on l'imagine. Il est vrai que l'opium coupe la diarrhée et produit ainsi une constipation relative, dans les cas où celle-ci est à souhaiter : mais il ne résulte point de là qu'il constipe au même degré les intestins qui fonctionnent normalement. Et puis, en tout cas, n'est-il pas évident que cette action constipante n'a qu'une importance passagère, et qu'elle cessera très peu de jours après la cessation des narcotiques, et que, enfin, si l'opium apporte déjà un certain trouble dans l'organisme, ce n'est point là un motif pour y apporter un trouble nouveau, en multipliant les purgations ainsi qu'on le fait ?

Et de même qu'ils ont tort, à mon avis, de purger leurs malades *après* l'opération, j'estime que les chirurgiens pourraient parfaitement se passer de les purger *avant* celle-ci. Quelques-uns d'entre eux le font, comme M. Delorme, afin de pouvoir ensuite tenir plus longtemps leurs opérés en état de constipation[1] : à ceux-là je crois avoir suffisamment répondu en montrant

1. Je dois ajouter que l'objet principal de M. Delorme, en purgeant ses malades avant l'opération, est, suivant ses propres paroles, « de diminuer la quotité du bol fécal qui va s'accumuler dans l'intestin pendant les jours de constipation qui suivront l'opération ».

qu'ils se donnent, comme aussi à leurs malades, une peine inutile, puisque l'opération et le chloroforme, par le choc qu'ils impriment au système nerveux, se chargent de produire la constipation, sans que la purgation préalable puisse avoir un effet bien sérieux sur la durée de la constipation ainsi provoquée. D'autres fois, les chirurgiens purgent leurs malades parce qu'ils vont avoir à *opérer* sur la région abdominale, et que cette purgation, en vidant l'intestin, leur facilitera leur tâche ; et, ici, naturellement, il ne saurait être question de leur déconseiller une pratique qui leur est nécessaire. Mais qu'ils se bornent donc à n'employer la purgation que dans ces cas particuliers, et qu'ils cessent de l'employer d'une façon constante, par principe, alors que, le plus souvent, elle ne peut servir qu'à troubler et à fatiguer sans aucun profit ! Qu'ils renoncent une bonne fois à la malheureuse théorie que leur ont transmise leurs prédécesseurs, et suivant laquelle il serait indispensable de « préparer » le malade par une purgation, avant de l'opérer ! Sous prétexte de le « préparer », on ne sait trop à quoi, ils risquent simplement de lui ôter des forces et d'ajouter un petit choc supplémentaire aux grands chocs, déjà bien perturbants, qu'ils vont être forcés de lui infliger.

Que s'ils redoutaient ce que peut avoir de trop audacieux une telle rupture avec leurs traditions, s'ils avaient peur d'accroître encore leur responsabilité en s'écartant d'une pratique que les générations précédentes avaient toujours tenue pour nécessaire, et qu'ils voient approuvée, sinon exigée, par les familles, je leur dirais : « Essayez d'abord dans les cas peu importants, chez ce qu'on pourrait appeler les petits opérés ; et puis, si vous constatez que l'absence de purgations, loin d'avoir eu le moindre inconvénient, a contribué à rendre plus facile et plus prompt le retour de la santé, je suis convaincu que vous vous déciderez bientôt à vous abstenir de purger, même dans les opérations les plus graves. »

Je tiendrais le même langage aux accoucheurs. Je n'ai fait, pour mon compte, qu'une vingtaine d'accouchements, dans aucun desquels je n'ai purgé ; mais j'en ai vu faire beaucoup, et non seulement j'ai vu recourir au lavement dans un moment où celui-ci peut avoir une réelle utilité, c'est-à-dire au début du travail, afin de prévenir une évacuation intempestive ; mais, presque toujours, j'ai vu purger les nouvelles accouchées un jour ou deux après leur délivrance. — C'est que, me direz-vous, les nouvelles accouchées sont généralement constipées ! — Oui, mais la constipation, chez elles comme chez les opérés dont nous parlions tout à l'heure, ne provient que de l'ébranlement nerveux produit par un choc, dans l'espèce le choc obstétrical ; et cette constipation passera d'elle-même, et d'autant plus vite qu'on interviendra moins pour la faire disparaître.

La preuve de cette origine traumatique de la constipation, tous les jours nous la rencontrons dans la durée différente de la constipation, suivant que l'accouchement a été plus ou moins laborieux. Lorsqu'il a été facile, la constipation ne se montre, pour ainsi dire, pas ; au contraire, elle se prolonge interminablement, souvent en dépit des purgatifs et des lavements, lorsque l'on a dû employer le forceps ou le chloroforme. Et ne comprend-on pas combien, dans ces conditions, il est inutile d'imposer un surcroît de fatigue à la malade ?

— Mais, si cette constipation amène de la fièvre ? — Rassurez-vous, jamais cette constipation n'amènera de fièvre, pas plus que n'en amène la montée du lait ! Autrefois, il est vrai, tout le monde croyait à la fièvre de lait : mais on sait aujourd'hui qu'il n'existe rien de tel ; et, pareillement, j'affirme que jamais la constipation, à elle seule, n'est une cause de fièvre. La petite fièvre qu'il vous arrive parfois de trouver chez les accouchées, et que l'on a coutume d'attribuer à la stercorhémie, soyez sûrs qu'elle résulte de légères complications plus ou moins cachées (phlébite, infection utérine bénigne, lymphangite du sein, etc.) !

Je voyais récemment une dame dont l'intestin avait été soigneusement purgé pendant sept grossesses, et après sept accouchements antérieurs. Mais, à sa huitième couche, elle refusa obstinément toute intervention, à cause d'hémorroïdes devenues subitement douloureuses. Or, cette fois, après sa délivrance, elle ne resta constipée que huit jours ; et non seulement elle n'eut pas à se plaindre, au point de vue de sa santé générale, de s'être ainsi abstenue, mais elle eut grandement à s'en louer au point de vue particulier de ses hémorroïdes.

Car voilà encore une erreur qu'il faut détruire en passant : les hémorroïdes entretenues par la constipation ! Mais non, les hémorroïdes ne sont ni causées, ni entretenues par la constipation ; et, bien au contraire, le meilleur moyen de les provoquer et de les faire durer est de s'acharner contre la constipation avec des purgatifs et des lavements. Les hémorroïdes sont fonction d'un mauvais état général, qui s'accompagne, le plus souvent, de constipation : soignez l'état général, et vous verrez disparaître, du même coup, la constipation et les hémorroïdes !

Parlerai-je encore de cette habitude qu'on avait, autrefois, de purger les nourrices pour faire passer leur lait ? Par un revirement d'opinion aussi heureux qu'imprévu, cette habitude commence à être abandonnée, et le dogme ancien sur la nécessité de purger les nourrices est en train de se voir rejeté dans l'oubliette des préjugés désormais vaincus. Puisse-t-il y être rejoint bientôt par les dogmes, exactement aussi sages, ou même moins sages encore, sur la nécessité de la purgation dans les accouchements, dans les opérations, et à peu près dans tous les cas de la pathologie !

Je prévois une objection nouvelle que l'on sera tenté de me faire : — « En admettant même que la purgation ne soit pas aussi indispensable, dans tous les cas, que nos pères se l'imaginaient, me dira-t-on, comment pouvez-vous ne pas reconnaître l'utilité de faire cesser les misères de toute sorte qui sont l'apanage habituel des constipés ? Car enfin, la constipation, quelles que soient ses causes et sa nature, que vous la considériez comme un mal distinct ou simplement comme le symptôme d'un état plus général, la constipation fait souffrir toute personne qui en est affligée ; et, dès lors, il est bien légitime de chercher à supprimer les souffrances, en provoquant l'évacuation intestinale. » — Oui, répondrai-je, il est bien vrai que les constipés sont souvent dignes de pitié, et Voltaire aurait pu dire d'eux ce qu'il disait des dyspeptiques : « que l'on n'est vraiment malheureux que dans leur situation ». Mais, d'abord, ces souffrances du constipé sont loin d'être constantes ; et il y a plus de personnes qu'on ne croit qui ne se trouvent à peu près en bon état que lorsqu'elles ont l'intestin chargé. L'une d'elles me disait, plaisamment, mais très judicieusement, que « son intestin avait horreur du vide ». Observez ce qui se passe chez les déséquilibrés du ventre qui ont des alternatives de diarrhée et de constipation : presque toujours, vous verrez qu'ils vont moins mal pendant les périodes de constipation ! Le jour de la débâcle est pour eux le jour néfaste ; et malheur à eux s'ils veulent essayer de régulariser le cours des selles par des purgatifs ou des lavements : car, alors, tous les jours seront pour eux des jours néfastes.

Et puis, à côté de ces constipés qui n'ont nullement à souffrir de leur constipation, combien n'y en a-t-il pas dont la souffrance est toute d'ordre moral, et pour qui la constipation est une véritable idée fixe, obsédant leur cervelle à toute heure du jour ! L'héritage des siècles leur a tellement imprégné l'esprit de la nécessité d'une selle quotidienne que le moindre retard dans les fonctions alvines les épouvante et les affole au point de leur faire imaginer mille souffrances physiques plus invraisemblables les unes que les autres. Ecoutez-les : ce ne sont que doléances et récriminations ; et que si, par malheur, cet obsédé a de la culture d'esprit, s'il a lu des travaux sur la fameuse théorie de l'*auto-intoxication*, ses affirmations et ses déductions deviennent si précises qu'il finit par suggestionner son médecin lui-même. Il y a là un état mental particulier, une *phobie* qui mériterait d'attirer l'attention des aliénistes ; et, certes, cette catégorie de constipés souffrent infiniment. Ils souffrent si fort que, volontiers, le médecin le plus ennemi des purgations se résignerait à les laisser se purger, pour donner un peu d'aise à leur malheureux esprit. Et cependant il aurait tort de céder à ce mouvement charitable : car non seulement l'usage fréquent des purgations est très loin d'être inoffensif, comme j'aurai l'occasion de le montrer par la suite, mais il y a même bien des chances que les malades en question, avec leurs purges et leurs lavements, n'aboutissent qu'à se rendre plus constipés, et, partant, plus malheureux.

Quant aux constipés dont les souffrances, trop réelles, ne tiennent pas seulement à l'imagination, il faut distinguer parmi eux deux catégories très diverses, d'après la nature et l'origine de leur constipation. Il y a, en premier lieu, ceux dont la constipation est causée par un obstacle mécanique, une obstruction de l'intestin ; et puis, il y a les autres, ceux dont la constipation résulte simplement de l'inertie de leur intestin, ou de la trop petite quantité de leur déchet fécal.

Les obstacles mécaniques produisant la constipation sont relativement rares ; mais ils existent, et la souffrance qu'ils causent est toujours très vive. C'est le torrent qui se trouve arrêté par un barrage ; il devient furieux, il risque de déborder et de tout inonder à l'entour ; à tout prix il faut se hâter d'enlever l'obstacle ; mais ce n'est point par la purgation qu'on y parviendra, dans les cas que nous étudions. Car purgations et lavements ont bien des chances de rester impuissants, et d'aggraver tout ensemble le mauvais état et les souffrances du malade. Heureusement, le médecin possède d'autres moyens plus efficaces.

Parfois l'obstacle, au lieu d'être matériel, a une origine purement spasmodique. J'ai vu cinq fois dans ma vie, — on se souvient de ces spectacles ! — des malades ayant à expulser des déchets et ne pouvant pas le faire par la voie normale, simplement parce que leur intestin, brusquement contracturé d'un spasme nerveux, se refusait à laisser le passage libre ; de telle sorte que les matières, ayant à sortir, remontaient jusqu'à l'autre extrémité du tube digestif. C'est horrible et effrayant, mais, chose curieuse, cela n'a pas de gravité. Laissez le malade tranquille, donnez-lui une piqûre de morphine à dose tolérée (je ne dis pas à la dose classique, le plus souvent trop forte) ; mais surtout n'ajoutez pas à l'état nerveux du malade en lui infligeant des purgations, des lavements électriques, etc. ; et tout rentrera dans l'ordre dès le lendemain. Le spasme intestinal n'aura été qu'un symptôme de « maladie », s'ajoutant à cent autres, à peine plus important qu'une migraine ou qu'une névralgie sciatique passagères.

Autrement sérieux sont les cas où la constipation résulte vraiment d'un obstacle matériel : dans les cas de ce genre, l'intervention directe s'impose, et le plus promptement possible. Que si l'obstacle est dû à un bouchon fécal qui obstrue l'anus, n'essayez point de le détruire par des lavements : votre canule s'obsturera avec une constance désespérante ! Mais pratiquez le curetage, arrachez le bouchon par fragments, soit avec le doigt ou avec une spatule, et vous supprimerez, du même coup, la cause de la souffrance et cette souffrance même. Si, au contraire, l'obstacle est dû à un cancer méconnu du rectum ou de l'S iliaque, faites vite appel au chirurgien : une opération d'anus artificiel, entreprise à temps, peut assurer au malade une survie de deux ou trois ans à peu près acceptable, et lui épargner une mort horrible. Et plus urgente encore est l'intervention du chirurgien, si l'occlusion provient de ce que l'intestin est noué, bridé, et invaginé.

Dans tous ces cas, l'emploi de la purgation ne peut être que désastreux, et celui du lavement est presque toujours inutile, sauf cependant dans certaines occlusions où l'on peut recourir, par manière d'essai, au lavement électrique, mais à la condition que le chirurgien se tienne tout prêt à intervenir. Le malheur est que, dans la plupart de ces cas d'obstruction mécanique, le chirurgien est appelé trop tard. Avant de s'adresser à lui, on a multiplié lavements et purgatifs, et les forces du malade se trouvent tellement épuisées que, souvent, il n'est plus en état de résister au choc chirurgical. Les médecins épargneraient aux malades bien des souffrances, et bien des angoisses aux familles, s'ils étaient plus accoutumés à tenir compte tout de suite, dans leur diagnostic, de la différence des deux espèces de constipations. Je ne dis pas qu'il soit toujours facile de les distinguer dès le début : mais la première condition, pour résoudre le problème, est de penser aussitôt à la possibilité d'un obstacle mécanique, et de le chercher soit par le toucher rectal, ou par un examen méthodique du ventre, au lieu de se borner à formuler l'équation traditionnelle : *constipation = purgation*. Au reste, le diagnostic différentiel n'est difficile qu'exceptionnellement : le plus souvent, pour être fixé, il suffit de regarder le malade et de le faire parler. Chez le constipé à barrage, justiciable de l'intervention immédiate, le facies torturé et terrifié, l'intensité des douleurs accusées, tout cela révèle clairement l'origine et le caractère du mal.

J'arrive maintenant aux constipés de la seconde catégorie, à ceux dont la constipation n'est point produite par un obstacle matériel. Que beaucoup de ceux-là éprouvent des misères de toute sorte, c'est chose trop certaine ; et, sans aucun doute, nous avons le devoir de recourir à tous les moyens possibles pour les soulager. Mais je crois pouvoir affirmer que ni les purgations, ni les lavements ne font partie de ces moyens. Car ces misères ne tiennent pas à la constipation : elles sont le produit et l'expression d'un trouble plus profond de l'organisme, dont la constipation elle-même n'est que l'un des symptômes.

Dans l'observation personnelle que j'ai rapportée plus haut, je n'ai parlé que de la constipation qui m'est venue après mon accident, et de la façon dont elle a spontanément disparu dès que je me suis remis de mon état général de « maladie » ; mais en réalité, cet état général s'est traduit par un nombre considérable de petites manifestations morbides que je me suis amusé à noter soigneusement. Les principales ont été, dans l'ordre de leur apparition : 1° une demi-syncope de trois minutes, aussitôt après ma chute ; 2° un vomissement alimentaire, cinq minutes après ; 3° une inhibition absolue des forces musculaires pendant quatre ou cinq heures; 4° une phosphaturie qui a duré du premier au seizième jour, avec élimination d'une véritable boue laiteuse à la fin de chaque miction ; 5° au quinzième jour, une constriction terrible de la base du thorax, se produisant subitement et atteignant son maximum en quatre heures, avec dyspnée, douleur vive au creux de l'estomac, aérophagie, — tous phénomènes ayant duré environ quatre jours, et dus évidemment à une irritation des nerfs de l'estomac; 6° une émotivité exagérée, incontestablement d'origine nerveuse, qui a persisté environ jusqu'au quarantième jour; 7° une hyperesthésie musculaire et cutanée, avec une sensation de fatigue générale, malgré la persistance d'un sommeil normal et malgré le repos absolu ; 8° un amaigrissement du corps tout entier, se dessinant vers le vingtième jour, malgré une alimentation moyenne très suffisante, s'accentuant pendant deux mois, et disparaissant ensuite avec une rapidité remarquable[1]. La constipation, dont j'ai parlé déjà,

1. La façon dont s'est produit cet amaigrissement n'était pas pour me surprendre : depuis longtemps j'avais remarqué que, dans tous les cas où le système nerveux est troublé brusquement par un choc quelconque, l'amaigrissement n'apparaît qu'*après* les autres phénomènes morbides, et ne disparaît qu'*après* eux. C'est pendant la période de convalescence, par exemple, au moment où ils commencent à manger, que les typhoïdiques maigrissent le plus.

viendrait ici sous le numéro 9 : elle a évolué parallèlement aux autres manifestations morbides indiquées ci-dessus, elle a pris fin quand l'ébranlement nerveux a commencé à se calmer, elle n'a été qu'un symptôme, au même titre que la phosphaturie et que l'amaigrissement.

Et de même il en est chez la plupart des constipés en question. A la suite d'un traumatisme, relativement insignifiant, mon organisme, qui jusqu'alors se portait le mieux du monde, a témoigné sa perturbation par une variété singulière de phénomènes anormaux : combien plus nombreuses et plus obstinées doivent être les plaintes du système nerveux quand le sujet est depuis longtemps malade, ou quand il est *né* malade, ou quand il subit un choc sérieux et profond, que ce choc résulte d'une opération ou d'une intoxication, ou d'une infection, ou, ce qui est pire encore, de ce que j'appellerais un *traumatisme moral* ! Alors, le désordre est à son comble : les troubles nerveux s'intriquent, se superposent, se multiplient ; et il n'est pas étonnant que les malades se plaignent, et cherchent à traduire leurs misères par les expressions les plus imagées.

Mais autant est variée la série de leurs plaintes, autant se trouve simplifiée l'explication qu'ils se font et nous offrent, quant à la cause de toutes leurs souffrances. Désorientés au milieu de tant de maux, et appliquant d'instinct la théorie du moindre effort, c'est la constipation seule qu'ils rendent responsable. Et comme ils ne connaissent qu'une cause, ils ne connaissent aussi qu'un remède. Tout leur mal provenant, dans leur idée, de ce que leurs selles ne se font pas régulièrement, ils veulent les contraindre à devenir régulières. Ainsi ils se purgent, prennent des lavements, se purgent encore, et peut-être, à force d'imagination, ils croient leurs souffrances momentanément soulagées : mais ils se trompent, et la plupart d'entre eux sont vite obligés de reconnaître leur erreur.

Ils se trompent, et la purgation, dans leur cas, est fatalement condamnée à rester inefficace, parce que cette constipation, telle que je viens de la définir, ne saurait être atteinte par les purgatifs. Cette constipation peut avoir un double caractère : ou bien elle résulte d'une paresse de l'intestin, qui ne se vide pas spontanément avec la régularité et l'abondance normales, ou bien, — ce qui est beaucoup plus fréquent, — elle provient de ce que la quantité des déchets produits par l'organisme est au-dessous de la normale.

Même quand la constipation résulte d'une

paresse de l'intestin, c'est une grave erreur de considérer les purgatifs comme une sorte de balai, pouvant aider indéfiniment à l'évacuation. Sans vouloir parler ici des dangers qu'ils offrent presque toujours, et qui doivent en faire déconseiller l'emploi, ils ne sont qu'un moyen tout provisoire, n'atteignant qu'une très faible partie de l'objet à atteindre, et perdant toute efficacité par sa répétition. Car il est trop certain que l'intestin a vite fait de s'habituer aux excitations les plus actives : à chaque purgation nouvelle, il devient plus inerte. L'évacuation artificielle de l'intestin par les purgations ne ressemble que de fort loin à l'évacuation artificielle de la vessie par le sondage : la sonde est un moyen d'évacuation sur lequel on peut compter indéfiniment ; le purgatif non seulement cesse bientôt d'agir, mais a, invariablement, pour effet d'aggraver l'inertie du réceptacle abdominal. Et c'est précisément cette inertie qui est le mal à combattre, c'est d'elle que viennent les souffrances des constipés, et tout l'effort de ceux-ci devrait tendre à la faire disparaître, en supprimant ses causes profondes, au lieu de l'aggraver, comme ils font, par des excitations répétées[1].

1. Les mêmes arguments se rapportent aux cas, très fréquents, où la constipation est entretenue par une inertie des

Mais combien plus évidente encore est l'inutilité des purgatifs lorsque la constipation ne provient pas de la paresse de l'intestin à se vider, mais — ce qui a lieu beaucoup plus souvent — de la trop petite quantité des matières à évacuer ! Car il faut bien savoir que, dans la plupart des cas, si le malade ne rend pas, chaque jour, les 150 grammes de selles qui forment la moyenne des déchets normaux, c'est que sa machine ne produit pas ces 150 grammes de déchets ; et ce n'est pas en irritant son intestin que vous contraindrez celui-ci à restituer plus qu'il ne reçoit. Trop heureux si, en rendant le malade plus malade, vous ne faites pas en sorte que la production de ses déchets se trouve encore réduite !

J'ai longtemps observé une grande nerveuse, qui, tout en s'alimentant à peu près comme tout le monde, n'avait que des selles insignifiantes, et tous les huit ou dix jours : j'ajoute que parallèlement, et bien qu'elle bût comme tout le monde, ses urines, très chargées d'urates, étaient d'une rareté extrême. Que devenaient les bois-

muscles qui forment la paroi abdominale. S'obstiner à vouloir produire des évacuations artificielles, dans les cas de ce genre, c'est fatiguer l'intestin bien inutilement. Le but à atteindre, ici, serait de tonifier les muscles : mais, faute de pouvoir y parvenir, on pourra faciliter l'évacuation au moyen d'une ceinture abdominale.

sons qu'elle absorbait? Elle avait la peau sèche, et transpirait moins que qui que ce soit. Et que devenaient les aliments qu'elle consommait? Mystère. Ce qu'il y a de certain, c'est qu'elle a fini par se guérir de sa « maladie », et que, dès que son système nerveux s'est retrouvé en équilibre, son organisme a recommencé à produire la quantité normale de déchets. Depuis lors, ses selles aussi bien que ses urines sont régulières et copieuses ainsi qu'il convient. Mais que l'on imagine de quelle utilité aurait pu être, chez cette personne, l'obstination à multiplier les purgatifs et les diurétiques! Tout porte à croire que ces interventions auraient singulièrement retardé la terminaison de sa maladie[1].

Le médecin qui, par des purgatifs ou des lavements, s'acharnerait à faire produire à la machine humaine des déchets qu'elle n'est pas en état de produire, serait semblable à un ingénieur malavisé qui, pour augmenter le débit d'un cours d'eau, irait en draguer le lit. L'ingénieur risquerait de faire disparaître le cours d'eau dans les profondeurs du sol; et, tout de même, les méde-

1. Et que dire des malades qui, pour avoir une selle quotidienne, s'obstinent à prendre un purgatif quotidien! Le premier purgatif ayant vidé l'intestin, on songe avec effroi au rôle du second, ne rencontrant plus sur son chemin aucune matière à précipiter.

cins, à force de vouloir draguer l'intestin de leurs patients, risquent d'épuiser ou de tarir les sources de la vie. Pour augmenter et régulariser le débit de l'eau, l'ingénieur intelligent se garde bien de toucher au lit du ruisseau ; mais il fait des dérivations de sources voisines, des drainages qui amènent de précieux renforts, tout en améliorant les plaines qu'ils parcourent, des plantations aux environs ; et c'est d'une façon toute pareille que l'on peut contribuer à réduire ou à faire disparaître la constipation.

On me fera, ici, une dernière objection, et qui, au premier abord, ne laissera pas de paraître assez embarrassante. On me dira : « Quelle que soit la cause de la constipation, quelle que soit la quantité des déchets produits par l'organisme, ne craignez-vous pas que la présence prolongée de ces déchets puisse être nuisible? Et, ainsi, n'endossez-vous pas une grave responsabilité, en vous refusant à toute intervention directe pour hâter l'évacuation de ces matières, dont la destination est d'être éliminée ? » A quoi les uns ajouteront que la présence des déchets est effectivement dangereuse à cause de l'irritation qu'elle inflige à la muqueuse de l'intestin, comme ferait la présence d'un corps dur étranger ;

tandis que d'autres, allant plus loin encore, affirmeront que la présence de ces déchets n'est pas seulement dangereuse par ses effets mécaniques, mais par la façon dont elle trouble et vicie l'organisme, — les dits déchets étant des toxiques très actifs, et ayant une tendance à être résorbés par les petits vaisseaux de l'intestin, pour peu qu'on les laisse y prolonger leur séjour.

C'est la fameuse théorie de l'*auto-intoxication* : et le moment est venu de l'étudier de plus près ; mais je répondrai d'abord à l'objection sous sa première forme, attribuant simplement le danger des déchets à leur qualité de corps durs étrangers. A l'objection ainsi formulée ma réponse sera brève et nette : je ne crois pas à l'existence de cette irritation de la muqueuse intestinale par la présence des déchets : car ceux-ci sont loin d'avoir jamais la dureté qu'on leur prête. Il ne faut pas juger de leur consistance par celle des matières, quasi-pierreuses, évacuées par certains constipés : si l'on observe bien, on verra que, même chez les constipés, il n'y a de dur et de solidifié que la partie du bol fécal qui est au voisinage immédiat de l'anus : à dix centimètres plus haut, les matières sont toujours relativement molles, et même les petits amas en chaîne que l'on sent, à travers la paroi du ventre, dans la fosse iliaque gauche des grands constipés amaigris, n'ont nullement une consistance capable d'irriter la muqueuse qu'ils touchent. Laissons-les donc bien tranquilles, sans nous faire de souci à leur sujet! Tous ces déchets sortiront quand leur heure sera venue; et cette heure viendra d'autant plus vite que l'on s'obstinera moins à fatiguer l'organisme tout entier par des purgatifs, ou la partie inférieure de l'intestin par des lavements.

Quant à la théorie de l'*auto-intoxication*, j'ai brièvement indiqué, tout à l'heure, en quoi elle consiste, — ou plutôt consistait, car on peut la considérer, dès maintenant, comme une chose du passé. Elle affirmait que les matières fécales, en prolongeant leur séjour dans notre intestin, étaient pour nous une véritable cause d'empoisonnement. Résorbées par les petits vaisseaux de la région, elles passeraient dans le sang, corrompraient la vie à toutes ses sources, et produiraient ainsi une infinité de misères, souvent très graves, mais qui eussent pu être évitées si nous avions mis plus de hâte à éliminer le contenu fécal de notre intestin. Telle est la théorie : et peut-être le lecteur ne sait-il pas tout ce qu'on a édifié, sur elle, d'applications pratiques, et quelle effrayante quantité d'antiseptiques divers elle a fait consommer. Mais avec tout cela, et pour ingénieuse qu'on doive la reconnaître, peu de théories ont été fondées sur une base de faits plus insuffisante. De toutes les observations et expériences que l'on a alléguées en sa faveur, il n'y en a pas une qui soit décisive, ou même qui résiste à un examen sérieux.

Certes, cette hypothèse de l'empoisonnement par les matières résiduelles de l'intestin est simple, claire, faite pour frapper l'imagination : mais où sont ses preuves ? J'ai parlé plus haut d'opérés que l'on constipait pendant près d'un mois : quelqu'un a-t-il jamais vu les poisons sécrétés par les déchets qu'ils gardaient en soi ? Les a-t-on trouvés dans leur sang ? dans leur urine ? dans l'air expiré ? Ces poisons, la vérité est que personne ne les a jamais isolés. On perçoit bien quelquefois, dans l'haleine de grands constipés, une odeur qui a vraiment un caractère stercoral : mais, d'abord, on ne la perçoit pas chez tous les constipés ; et puis ne peut-elle pas tenir à des fermentations gastriques ou buccales sans aucun rapport avec le contenu de l'intestin ? En réalité, nous ne sommes pas plus certains de l'existence et du rôle morbigène de cette auto-intoxication intestinale que nos pères ne l'étaient de l'existence et du rôle morbigène de leurs « humeurs peccantes ».

Non, rien absolument ne nous force à admettre cette théorie de l'auto-intoxication, sur laquelle vous prétendez appuyer la nécessité des purgatifs et des lavements ! Et j'ajoute qu'il est fort heureux que ce soit ainsi, et que vos purgatifs et vos lavements ne vous serviraient guère, si la théorie se trouvait exacte. Car lorsque, par un moyen quelconque, vous avez vidé artificiellement l'intestin, vous ne l'avez jamais vidé complètement. Vous n'avez enlevé qu'une partie des matières destinées par la nature à être expulsées, un jour ou l'autre. Et, donc, votre tentative de désinfection reste forcément incomplète, et toujours vous continuez à porter en vous des matières qui, depuis longtemps déjà, vous auraient empoisonnés si elles avaient eu le pouvoir toxique que vous leur attribuez !

Ici, comme partout, une observation prolongée de la réalité nous amène à découvrir que la nature a bien fait les choses. Une fois arrivées dans le réservoir prévu et organisé pour elles, les matières fécales peuvent y séjourner sans danger. Sur ce point là, du moins, Bouvard et Pécuchet peuvent se rassurer, — ces deux penseurs qui, naguère, après avoir beaucoup étudié les traités de biologie, épouvantés des dangers divers dont notre organisme était menacé, se demandaient avec inquiétude comment il nous était possible de vivre, même, pendant vingt-quatre heures.

Me dira-t-on enfin que, par delà le traitement de la constipation, l'emploi des purgatifs a un autre objet, plus général et plus important, qui est de purifier le sang, de « refaire un sang nouveau », suivant l'expression populaire ? Le fait est que, de plus en plus, c'est là l'objet que l'on assigne à la purgation, surtout si nous en jugeons par les arguments invoqués pour recommander les purgatifs les plus récents et les plus en vogue. Regardez la troisième page des journaux, les prospectus dont on encombre votre courrier : vous y trouverez racontées d'innombrables guérisons, non pas de simples constipés, mais de personnes présentant des symptômes morbides infiniment divers : vertiges, migraines, bourdonnements d'oreilles, épuisement physique, dépression morale, etc. ; et toutes ces personnes se sont trouvées littéralement remises à neuf par l'emploi prolongé de tel ou tel laxatif, qui, non content de les délivrer de leur constipation, leur a encore nettoyé et renouvelé le sang. Mais, si immense que soit la crédulité humaine, je n'imagine pas qu'aucun de mes lecteurs prenne ces fantaisies tout à fait au sérieux. Le seul fondement scientifique qu'elles pourraient avoir serait la théorie de l'auto-intoxication, dont je viens de faire justice. On se figure que, le jour où les matières fécales ne s'attarderont plus dans l'intestin, le sang redeviendra plus pur et plus vivifiant : mais cette conception ne repose sur rien, et sans cesse l'expérience se charge de la démentir.

Ce qu'il y a de plus curieux dans les récits de cures en question, c'est que les auteurs ou éditeurs de ces récits nous démontrent, sans le vouloir, le caractère tout symptomatique de la constipation, et comment celle-ci n'est presque jamais qu'une dépendance d'un état morbide de l'organisme entier. Toutes ces misères, dont se plaignaient les malades qui se croient guéris par les produits X, Y, ou Z, ce sont précisément les manifestations habituelles de la « maladie » : et, si vraiment, il a suffi d'un laxatif pour les vaincre toutes, c'est donc que les malades ont dû avoir une foi bien profonde dans les vertus de ce laxatif, — ce qui achèverait de démontrer le rôle énorme de la psychothérapie dans le traitement de la « maladie ». Mais, pour un ou deux malades que leur foi sauve ainsi, combien d'autres, au contraire, risquent d'entretenir ou d'aggraver leur « maladie », en s'obstinant à fatiguer leur estomac et leur intestin par l'emploi prolongé d'un laxatif, si bénin qu'on le suppose ! Au reste, ceci nous transporterait déjà au chapitre suivant.

Dans l'immense majorité des cas où l'on a coutume d'en faire usage, la purgation est inutile : telle est la conclusion qui me paraît ressortir de tout ce chapitre. Ni pour guérir la constipation, ni pour apaiser les souffrances des constipés, ni, non plus, pour produire je ne sais quelle « dépuration », les procédés d'évacuation artificielle n'offrent aucun des avantages qu'une tradition séculaire se plaît à leur attribuer. Et non seulement cette constatation s'appuie sur une observation clinique quotidienne, mais j'ai essayé encore de montrer qu'elle trouvait sa confirmation théorique dans l'analyse des causes et de la nature de la constipation. C'est là, d'ailleurs, une conclusion dont chacun peut, le plus facilement du monde, contrôler la justesse. Que l'on évite seulement de se purger ou de purger les autres, dans une quelconque des innombrables circonstances où l'on se croyait, jusqu'ici, tenu de le faire : et l'on verra que le bon effet assigné d'ordinaire à la purgation se produira sans elle.

La purgation est inutile : il nous reste maintenant à démontrer qu'elle est nuisible.

CHAPITRE III

LES DANGERS

J'ai à peine besoin de déclarer, en commençant, que ce n'est que pour la clarté de mon exposition que j'ai divisé mon sujet, et étudié séparément, d'une part, l'inutilité des purgations, d'autre part leurs dangers. En réalité, le fait seul que les purgations sont inutiles suffirait déjà pour en faire affirmer le danger. Car il n'est rien d'indifférent dans les choses de la vie : aussi bien pour ce qui est du monde physique que du monde moral, c'est une loi inéluctable que « toute faute se paie ». Gardons-nous de croire l'ancien adage proclamant que « tout est sain pour les gens sains » : c'est là une erreur, et qui, elle-même, n'est pas sans danger. Tout au plus pourrait-on dire que « tout paraît sain chez les personnes saines ». S'il y a des personnes d'une santé si heureuse qu'elles semblent résister aux chocs les plus violents, n'en concluons point que ces chocs soient sans contre-coup sur l'état présent, ou surtout futur, de leur santé : les chocs même les plus bénins en apparence ont, chez elles, comme chez nous tous, des répercussions pouvant s'étendre à l'infini. Toute faute contre ce qui est dans l'ordre se solde par une diminution du précieux capital de vie que chacun de nous apporte en naissant. Tel homme, que nous envions pour la belle carrière qu'il a parcourue jusqu'à soixante ans, aurait pu la parcourir pendant dix ans de plus, s'il n'avait pas commis une foule de délits divers contre l'hygiène, délits minimes, aussitôt oubliés, n'ayant produit aucun mauvais effet apparent, mais n'en comportant pas moins leur part de sanction.

Ainsi, il est nuisible de donner inutilement un purgatif, serait-ce à un homme tout à fait bien portant, et si même ce purgatif ne semblait pas lui causer le moindre dommage. Jusque chez l'homme le mieux portant, jamais l'emploi d'un purgatif n'est complètement inoffensif. Examinons d'un peu près ce qui se passe chez lui : nous découvrirons que le purgatif n'a pas été sans le rendre un peu mal à l'aise ; pour quelques jours, tout au moins, il lui a occasionné une perturbation générale, se traduisant, en plus de la diarrhée, par un sentiment de lassitude, quelque courbature, des urines plus chargées, et, invariablement, —

symptôme plus grave — une constipation ultérieure de quelques jours. Ce purgatif, que l'on s'imagine avoir été tout anodin, en fait a rendu « la santé malade », suivant la pénétrante expression de Montaigne.

Mais combien plus appréciables, à la fois, et plus profonds, deviennent les méfaits d'un purgatif donné à un sujet déjà malade ! C'est ici que se trouve bien confirmé ce principe de biologie générale : que, plus l'homme est malade, plus il est vulnérable. Voyez, par exemple, cette jeune fille épuisée par la névrose ! De celle-là, on pourrait presque dire que tout lui fait du mal : une conversation suivie, une promenade en voiture. Chez elle, le moindre écart de régime, la moindre prise d'aliments qui ne s'accorde pas avec les aptitudes présentes de son estomac, amène une recrudescence de diarrhée ou de constipation. Essayez donc de la purger, si légèrement que ce soit : vous provoquerez un désastre certain. Entre ces deux extrêmes, — entre l'homme bien portant qui semble devoir subir impunément les plus grands assauts, et dont, en d'autres termes, le système nerveux a une élasticité énorme, d'une part, et, de l'autre, le « malade », qui ne supporte rien, dont le système nerveux réagit formidablement aux moindres impressions, — tous les intermédiaires sont possibles ; mais toujours s'applique le principe que je viens d'énoncer : nous sommes d'autant plus vulnérables que nous sommes plus malades. Et ce principe suffirait, à lui seul, pour me dispenser de fournir des exemples à l'appui de ma thèse sur les dangers de la purgation. Plus le patient est épuisé, surtout quand c'est l'estomac et l'intestin qui sont, chez lui, le siège de troubles morbides, plus il est évident que les purgations lui sont dangereuses. En toute circonstance, le mal produit est une résultante dont les deux éléments composants sont la vulnérabilité du sujet et la puissance de l'agent vulnérant ; et l'intensité de chacun de ces éléments peut varier de o à l'infini. De telle sorte que, chez un malade donné, la résultante morbide d'une purgation comporte une infinité de degrés possibles, depuis le simple malaise jusque la sidération complète du système nerveux, d'après le plus ou moins de faiblesse du sujet et le plus ou moins de force de l'agent vulnérant.

Je noterai d'abord que, même chez l'homme le mieux portant, un purgatif très violent peut produire une véritable intoxication. Que cet homme absorbe, par erreur, 10 grammes d'aloès ou une cuillerée à café d'huile de Croton, sa santé n'y résistera point, si solide qu'on la suppose. Mais ce sont là des accidents qui, me dira-t-on, appartiennent plutôt au domaine de la toxicologie ! Soit : prenons donc maintenant un homme bien portant qui, volontairement, pendant plusieurs jours de suite, absorbe une dose classique d'un agent purgatif ! Voici un cas qu'il m'a été donné d'observer, et que je vais transcrire d'après mes notes :

M. V..., de Boulogne-sur-Seine, avait, depuis une dizaine d'années, l'habitude de se purger tous les quatre ou cinq mois. Le 13 mars 1907, se trouvant dans un état de malaise plus marqué que d'ordinaire (flatulences, gaz, perte d'appétit, insomnie, légère constipation, etc.), il se purge avec une bouteille de *Vichy purgatif*. Le lendemain, n'ayant pas eu de selle, il se purge de nouveau ; le surlendemain, voyant augmenter son malaise, il fait appeler le docteur X... qui lui donne 30 grammes de sulfate de soude et 30 grammes de sulfate de magnésie, sans rien savoir des purgations précédentes. Cette fois, il obtient une débâcle énorme, mais qui, naturellement, est suivie d'une reprise de la constipation ; et cette constipation est si tenace que, les jours suivants, malgré une purge prise le 18 et une abondante série de lavements, l'évacuation n'amène que des mucosités sanguinolentes, accompagnées de violentes coliques. Si bien que, le 21 à midi, mon confrère vient me chercher, persuadé que son client a une obstruction intestinale. Je trouve un homme en proie à des douleurs abdominales terribles : l'urine est rare et chargée, l'intensité des douleurs, l'opiniâtreté de la constipation paraissent bien légitimer le diagnostic du docteur X... et justifier l'intervention chirurgicale qu'il propose. Mais comme le malade ne me présente ni le pouls ni le facies péritonéaux, comme ses coliques sont intermittentes, et qu'il ne vomit point, l'idée me vient que, peut-être, il ne s'agit là que d'une sorte de *traumatisme* intestinal, provoqué par les purgatifs et les lavements. Nous prescrivons donc la diète hydrique, pendant vingt-quatre heures, un bain d'une heure à 35°, puis de larges cataplasmes sur le ventre, mais surtout une abstention absolue de toute tentative directe contre l'intestin. Dès le soir, grande amélioration, disparition presque complète des coliques ; et, le lendemain matin, une selle spontanée, énorme, pâteuse, avec des glaires non sanglantes ressemblant à du frai de grenouilles, témoignage irrécusable de l'état d'irritation de l'intestin. Le 23, deux petites selles spontanées ; le 24, une forte selle diarrhéique ; et puis, dès le 25, des selles normales quotidiennes, sans glaires ni fausses membranes. Depuis lors, tout rentre dans l'ordre, l'état général s'améliore à vue d'œil, et le malade reprend sa vie accoutumée.

Que serait-il arrivé si l'opération avait eu lieu ? Elle aurait été, pour le moins, inutile ; et, si elle avait entraîné la mort, — ce qui n'aurait eu rien de surprenant, étant donné l'état général du malade, — la terre aurait recouvert l'erreur et personne n'aurait été responsable... Mais le plus curieux de l'histoire est que, aujourd'hui encore, le malade et son entourage restent convaincus que si, au lieu de la diète et du bain, nous avions prescrit un autre bon purgatif, celui-là aurait fait merveille, et notamment aurait empêché la présence, dans les selles, de ces vilaines peaux et glaires, qui les ont vivement intrigués : ne se doutant point que ces peaux et ces glaires étaient la preuve que l'intestin de M. V... commençait sérieusement à se dépouiller, et uniquement sous l'influence des purgatifs et lavements antérieurs.

Même à dose minime, les purgatifs, s'ils sont longtemps prolongés, peuvent amener de graves désordres dans la santé. J'ai connu une malade qui, croyant bien faire, avait pris chaque soir, pendant trois mois, un petit purgatif[1]. Chez elle, à l'inverse du cas précédent, la purgation quotidienne avait provoqué une diarrhée chronique, et qui allait s'aggravant de jour en jour. La pauvre femme dépérissait à vue d'œil, et certainement serait morte si elle avait continué ce régime quelque temps de plus. Heureusement, je parvins à la débarrasser de sa désastreuse manie, et ainsi sa vie se trouva sauvée : mais sa santé, depuis lors, ne s'est jamais entièrement remise, tant le ravage des purgations avait été meurtrier. Son intestin, en particulier, est resté d'une susceptibilité extrême ; c'est sur son intestin que, maintenant, se fait sentir le contrecoup de tous les chocs qu'elle subit, matériels ou moraux. Elle qui, jadis, était foncièrement constipée, il suffit de la moindre émotion, du moindre coup de froid, pour que sa diarrhée reparaisse.

Mais ce cas, de même que le précédent, a un caractère exceptionnel, et je ne prétends point

1. Cette dame avait soin de varier les purgatifs, ayant remarqué que chacun d'eux, quand elle en continuait l'usage pendant cinq ou six jours, perdait une bonne partie de son efficacité.

les donner en exemple des mauvais effets ordinaires de la purgation. Ce qu'il y aurait à citer, pour le moment, ce serait des cas beaucoup moins tragiques, mais beaucoup plus communs, où l'usage, même modéré, d'un purgatif a aggravé l'état d'un malade, ou bien a retardé sa guérison, ou encore lui a valu de petites misères de toute sorte. En d'autres termes, il s'agirait de montrer les mauvais effets de la purgation banale, de celle que nous avons tous été instruits à estimer et à pratiquer, et qui est précisément celle dont j'aurais le plus à cœur de déshabituer mes lecteurs. Mais, ici, j'avoue que je suis embarrassé de choisir, tant sont nombreux les faits que je pourrais citer. Je serais presque tenté de dire que, parmi les personnes d'une santé un peu chancelante que j'ai connues, il n'y en a pas une seule chez qui, une fois ou l'autre, l'emploi de purgatifs ou de lavements n'ait provoqué, sous telle ou telle forme, quelque accident fâcheux.

Par où je n'entends point que toutes ces personnes elles-mêmes reconnaissent la vraie cause de cet accident : car le respect de la sacro-sainte institution est si profondément ancré dans les esprits que, en présence des faits les plus convaincants, la plupart préfèrent nier l'évidence que de flétrir d'un soupçon le bienfaisant purgatif. Ou bien, quand un malade se rend compte de l'effet désastreux d'une purgation, il accepte ce mauvais effet comme nécessaire ; et c'est presque comme s'il était heureux de pouvoir souffrir pour la purgation, et était reconnaissant à celle-ci du mal qu'il sait lui avoir été fait. J'ai eu, de cet état d'esprit, hier encore, un exemple si curieux que je ne résiste pas au désir de le citer.

Il s'agit d'un brave homme d'ouvrier, habitant la maison d'un de mes amis, et que je suis allé voir, sur la demande de mon ami, le 20 décembre dernier. Cet homme, âgé d'une cinquantaine d'années, est d'une santé délicate, mais sans tare importante. Le 12 décembre, sur le conseil de sa femme, il s'est purgé avec un sirop purgatif. Je lui ai demandé pourquoi il l'avait fait ; il m'a répondu que, depuis quelques jours, « il se sentait mal en train, avec des grattements dans la poitrine et un mauvais goût dans la bouche ». La purge a produit trois selles copieuses : mais le lendemain 13, l'homme a dû suspendre son travail, étant pris d'un fort mal de tête, avec vertiges, nausées, et apparition d'urines boueuses, Le 14, le 15, le 16, il a dû rester au lit, toujours avec les mêmes misères.

Et comme la constipation, maintenant, s'y était jointe, il a pris, le 17, une nouvelle cuillerée du même sirop. Celle-là a achevé de le rendre malade. Quand je l'ai vu, le 20, il était au lit, avec 38°9 de température, le teint terreux, le ventre effondré, en un mot présentant tous les signes d'un désordre que j'ai vu très souvent se produire à la suite d'une purgation mal tolérée. Des soins appropriés ne tardèrent point à le remettre sur pied. Mais ce qui est remarquable, dans ce cas, c'est que, tout de suite et spontanément, M. A... m'a déclaré que tous les maux dont il souffrait étaient bien le résultat de ses deux purgations : « C'est le sirop qui me travaille, me répétait-il avec un sourire de satisfaction ; je connais ces effets-là ; chaque fois que je me purge, il en est de même ! » Et j'ai eu beaucoup de peine à lui faire comprendre que son corps se serait fort bien passé d'être livré à ce « travail » du purgatif. Evidemment, il avait une vague idée que ses souffrances présentes lui seraient compensées, tôt ou tard, sous la forme d'un brillant retour de santé.

Mais, pour peu qu'on ait triomphé de cette suggestion, et qu'on se soit accoutumé à voir les choses telles qu'elles sont, c'est littéralement à chaque pas que l'on constate les preuves de la nocuité des procédés d'évacuation artificielle ; et, cela étant, on concevra que je me trouve en peine de signaler tel cas plus tôt que tel autre, parmi la masse de ceux dont le souvenir se présente à moi. Mieux vaut m'en rapporter, sur ce point, à la bonne foi et au bon sens de chacun, pour découvrir, dans son expérience propre ou dans celle de ses proches, des cas où quelques cuillerées d'huile de ricin, dirigées contre un petit état gastrique, ont sensiblement aggravé cet état au lieu de le faire disparaître ; où vingt centigrammes de calomel, donnés à un enfant légèrement constipé, ont été suivis d'un ou deux jours de fièvre, avec tous les symptômes d'une petite entérite; où un verre de Janos, après avoir produit la selle désirée, a occasionné un malaise vague, de la courbature, un état général de fatigue et de dépression. On s'est purgé sans avoir recours au médecin, souvent pour éviter d'avoir recours à lui, et voici que, deux jours après, on a été forcé de le faire venir ! On a voulu se défaire d'une constipation tolérable, au moyen d'une purge : et la purge a d'abord agi, mais voici que, les jours suivants, la constipation a reparu, avec coliques et perte d'appétit !

Oui, ce sont là des accidents quotidiens, qui

ne passent inaperçus que parce qu'on s'obstine à ne pas les voir, et qui peuvent être insignifiants en apparence, mais n'en constituent pas moins des brèches au précieux et fragile rempart de notre santé ! Et parfois il arrive que ces accidents, sans qu'on sache comment ni pourquoi, revêtent tout à coup un caractère plus sérieux, transformant une indisposition en une vraie maladie : soit que le purgatif se montre directement comme la cause des désordres produits, ou qu'il en soit simplement l'occasion, à la manière de ce petit cristal qui, projeté dans une solution sursaturée, provoque aussitôt la cristallisation de toute la masse liquide. Ce sont quelques cas de ce genre que je vais citer, afin de montrer en eux, pour ainsi dire agrandis et mis au point de notre vue, les dangers ordinaires de la purgation :

Mme B... avait été prise, à l'âge de cinquante ans, en mai 1890, d'un embarras gastrique non fébrile, qu'elle avait entretenu, pendant plusieurs semaines, au moyen de purgatifs et de lavements : mais quelques jours de diète et de repos, et surtout la suppression des purgations incendiaires, l'avaient assez vite rétablie. Un sage régime, toujours suivi depuis lors, lui avait même donné une santé qu'elle ne s'était encore jamais connue ; et ainsi elle passa dix-sept ans sans avoir, une seule fois, à me faire appeler. Mais voici que, vers la fin d'août 1907, sous l'influence de préoccupations et de fatigues insolites, elle se trouva reprise d'état gastrique avec constipation ; et, comme j'étais absent de Paris, elle alla consulter un confrère qui l'examina avec le plus grand soin, et lui prescrivit le régime le plus parfaitement approprié à sa situation, mais en ajoutant qu'elle devait reconquérir, à tout prix, sa liberté du ventre. Mme B... se purgea donc, à six reprises, du 3 au 20 septembre ; en même temps, elle recourait aux lavements les plus variés : et le résultat fut que, à partir du 20, elle se vit dans l'impossibilité de sortir, avec perte absolue d'appétit, insomnie, troubles nerveux divers, vives douleurs d'estomac et de ventre, tout cela accompagné d'une constipation de plus en plus rebelle. Les lavements, désormais, ne produisaient plus chez elle aucun effet, et les purgatifs même n'agissaient qu'à des doses sans cesse plus fortes. Bref, les excellents conseils que mon confrère lui avait donnés au point de vue du régime, du repos, etc., avaient été annihilés par le fâcheux avis relatif à la « liberté du ventre ». Lorsque je revis Mme B..., dans les premiers jours d'octobre, les ravages causés chez elle par la purgation avaient été si profonds que je me demandai d'abord si elle n'avait pas raison de craindre, comme elle faisait, un cancer de l'estomac. Mais, fort heureusement, nous nous trompions, et c'étaient bien les efforts de Mme B... pour « libérer son ventre » qui avaient été l'agent principal de sa pitoyable condition : car, cette fois encore, il suffit d'un peu de diète rigoureuse, de cataplasmes appliqués sur le ventre, et de l'abandon complet des purgations et des lavements, non pas certes pour rendre à la malade sa belle santé de naguère, mais pour améliorer très rapidement et très sensiblement son état[1].

Mlle X... avait, depuis trois ans, perdu sa belle santé antérieure. Sous l'influence de chagrins moraux, vocation contrariée, puis mariage manqué, etc., elle avait vu, progressivement, disparaître son appétit et ses forces. Les règles étaient devenues douloureuses, irrégulières, avec suspensions de deux et de trois mois. Le caractère avait changé. En un mot c'était une

1. Malgré les nombreuses leçons de son expérience précédente, il fallut à Mme B... une énergie héroïque pour consentir à rester constipée pendant les premiers jours de mon traitement, sans employer aucun purgatif. Si une selle spontanée n'était point survenue le huitième jour, sûrement ni mes conseils ni mes remontrances ne l'auraient empêchée de se purger de nouveau, et de s'exposer ainsi à voir son mal s'aggraver.

de ces malades que l'on rencontre trop souvent, et que l'on désigne sous le nom détestable de « neurasthéniques ». Or, un jour, son médecin, inquiet d'une constipation persistante, qui était l'un des symptômes presque normaux de sa maladie, crut bien faire de lui ordonner une purgation violente. Dès ce même jour, elle eut les selles désirées, et elle put s'imaginer guérie de sa constipation, car la diarrhée produite par sa purge persista, chez elle, pendant deux semaines. Mais il se trouva que, à partir de ce jour, son état général, qui jusqu'alors avait été simplement médiocre, s'aggrava dans des proportions considérables, et si sérieusement que cette malheureuse personne resta en très mauvais point durant vingt-cinq ans ! Durant vingt-cinq ans, toutes les misères, qui jusqu'alors, ne s'étaient montrées que sous une forme bénigne, revêtirent une forme infiniment plus sérieuse ; et d'autres misères vinrent s'y ajouter, qui eurent pour effet, en quelque sorte, de rayer cette pauvre femme de la vie commune. Aujourd'hui, après cinq années de soins, elle commence enfin à revivre ; mais elle reste si faible que la moindre marche, la moindre fatigue alimentaire l'anéantissent.

Non pas que je prétende attribuer à la purgation la responsabilité d'un tel état de choses ! Évidemment, cette personne était déjà atteinte, il y a trente ans, lorsqu'elle s'est purgée; sa « maladie » couvait sourdement en elle, attendant une occasion pour éclater définitivement. Mais j'affirme que l'emploi d'un purgatif violent, et l'ébranlement nerveux qui en est résulté, ont été cette occasion, sans laquelle il se peut fort bien que la « maladie » soit demeurée toujours à sa phase embryonnaire, ou peut-être se soit dissipée, ainsi qu'elle est en train de le faire à présent. De ce cas, et de maints autres que je pourrais rapporter, il ressort clairement que, chez les personnes dont le système nerveux est mal équilibré, la purgation doit être tout particulièrement évitée. Très souvent, elle risque de déterminer des accidents qui ne seraient pas apparus sans son intervention, et qui retardent et rendent plus difficile la guérison du malade.

Pareillement, la purgation doit être évitée chez les personnes dont le foie est touché. Voici un exemple caractéristique des dangers qu'elle peut offrir, même dans un cas où le foie se trouve à peine effleuré :

Mme B..., gravement préoccupée par une maladie de sa mère, avait perdu depuis deux mois l'appétit, le sommeil, et était devenue constipée;

elle avait des coliques sourdes, la langue un peu chargée, et une très légère teinte subictérique, mais sans aucune fièvre et sans que l'état général eût rien d'inquiétant. Pour lutter contre la constipation, un médecin, appelé en mon absence, prescrivit un verre de Janos. La constipation s'arrêta momentanément, mais, dès le soir, une fièvre ardente se déclara, et des phénomènes apparurent, qui simulaient la péritonite et ne laissèrent pas de m'inquiéter vivement : ventre ballonné, douleurs abdominales continues, vomissements, urines rares et difficiles à émettre, pouls petit, etc. Ce grand orage prit fin après quarante-huit heures : mais il fut suivi d'une prostration profonde, avec perte absolue d'appétit, redoublement de constipation, aggravation de la jaunisse, tous phénomènes qui persistèrent un mois environ. Puis, sous l'influence d'un séjour à la campagne, l'appétit et le sommeil revinrent, et je vis la constipation disparaître avec les autres symptômes. Si je m'étais acharné contre elle, et si j'avais renouvelé la malheureuse tentative de purgation, la maladie de Mme B... aurait certainement pris une autre tournure.

Quand le foie est plus malade, le moindre usage des purgatifs présente des dangers bien autrement sérieux encore. Il y a, notamment, toute une catégorie d'affections mal définies, que nous appelons *cholécystites*, et dans lesquelles j'ai vu toujours l'état du malade s'aggraver profondément, sous l'effet de la purgation. Ce sont des maladies où le foie et les canaux biliaires sont évidemment intéressés, puisque l'on constate un peu de jaunisse, un peu de congestion du foie, un peu de sensibilité locale au toucher, des urines rouges foncées, encore que le symptôme dominant soit un état gastrique avec perte absolue d'appétit. Or il suffit souvent d'un purgatif, même léger, dans les cas de ce genre, pour qu'une maladie relativement bénigne, et pouvant disparaître en quelques semaines, se transforme en une maladie grave, avec une fièvre revêtant tous les caractères de la fièvre intermittente palustre. J'ai connu une dame M.., chez qui, dans de telles circonstances, un purgatif a produit un véritable arrêt des fonctions du foie; et ce n'est que par miracle, à la suite d'un lavement contenant une macération de foie de porc, que je suis parvenu à remettre en activité ce foie, littéralement sidéré par la purgation.

Et si l'emploi des purgatifs est dangereux

lorsque le foie est intéressé, je ne crains pas d'assurer qu'il est plus dangereux encore lorsque c'est l'intestin qui est plus spécialement malade, c'est-à-dire dans les cas où la doctrine classique recommande surtout l'usage presque quotidien des purges, des lavements, etc.

Quand il n'y a que de la constipation, sans phénomènes morbides concomitants, les purgations n'ont pas seulement pour effet d'entretenir et d'éterniser cette constipation : elles finissent par irriter l'estomac et l'intestin, au point de produire souvent de l'entérocolite. Et ce n'est pas tout : le souci permanent et exclusif d'obtenir la « liberté du ventre » détourne le malade du véritable traitement qui lui conviendrait. A force de vouloir vaincre la constipation, on néglige de rechercher ses causes, et de remédier au mauvais fonctionnement général dont elle n'est qu'un indice. Et c'est ce que l'on fait encore lorsque, sous l'influence des purgatifs et lavements, ce mauvais fonctionnement général s'accentue et se traduit de jour en jour par des misères nouvelles, tandis qu'un régime sage aurait pu mettre tout en ordre, et, en rendant à l'ensemble son équilibre normal, faire disparaître, du même coup, la constipation. Aussi bien, la plupart de ces malades arrivent-ils, tôt ou tard, à se rendre compte, par leur expérience personnelle, de l'inutilité, voire même du danger, des évacuations artificielles : mais presque toujours ils s'en rendent compte trop tard, et lorsque déjà les évacuations provoquées ont laissé, dans leur intestin, des traces d'irritation désormais très difficiles à effacer, — sans parler du trouble, plus grave encore, qu'elles ont produit dans tout leur appareil nerveux. Combien j'en ai vu, de ces victimes de la purgation et du lavement, de ces ex-constipés qui, — sans le vouloir, certes ! — se sont condamnés à devenir des malades ! Et ce n'est pas à eux qu'il faudrait, maintenant, parler d'un purgatif, malgré la persistance de leur constipation : mais pourquoi n'ont-ils pas eu cette même prudence jadis, quand il leur aurait suffi, pour conserver la santé, de se résigner à une suspension passagère de la « liberté de leur ventre » ?

Dans l'*entérocolite*, quelles que soient ses causes, le danger de la purgation est spécialement manifeste. Je ne serais pas éloigné de penser que le jour est prochain où la théorie de la nature nerveuse de l'entérocolite ralliera tous les suffrages : mais, quoi qu'il en soit, c'est chose certaine que les émotions morales ont, à la fois sur l'origine et le développement de cette maladie, une influence énorme. J'ai vu, notamment, survenir une crise extraordinaire d'entérocolite chez une vieille dame arthritique, mais au reste assez bien portante, à la suite d'une mauvaise nouvelle apprise brusquement. Cette dame n'avait fait aucune imprudence de régime, ne s'était pas exposée au froid; elle ne s'était pas non plus purgée, ni n'avait fatigué son intestin par des lavements : il était impossible d'attribuer à son entérocolite une autre cause que l'émotion morale. Pareillement, chez une personne souffrant d'une entérocolite chronique, j'ai remarqué, de la façon la plus nette, que les contrariétés, les préoccupations, amenaient invariablement une recrudescence du mal, avec sang et glaires copieuses dans les selles. Que si donc, sur un intestin malade, un choc émotionnel peut provoquer de telles perturbations, que sera-ce d'un choc matériel portant directement sur l'intestin, comme la secousse qui résulte inévitablement d'un purgatif ou d'une irrigation intestinale? L'expérience est, d'ailleurs, faite sur ce point, et la plupart des médecins, dès aujourd'hui, s'abstiennent de purgatifs violents dans tous les cas d'entérocolite. Mais, à mon avis, ils ont tort d'employer même les purgatifs les plus doux, une petite dose de calomel, les capsules d'huile de ricin, etc. : tout cela ne fait qu'exaspérer l'irritation intestinale.

Semblablement, je crois bien que, dès aujourd'hui, bon nombre de médecins s'accordent à éviter avec soin les purgations chez les malades atteints d'*appendicite chronique*, ou simplement menacés de coliques appendiculaires. Quant à moi, je pose en principe que, chaque fois que l'appendice a témoigné d'une sensibilité particulière, l'emploi des purgatifs doit être absolument proscrit, sous peine des conséquences les plus fâcheuses. Entre une foule d'exemples des dangers de la purgation dans ce cas, en voici un qui me paraît caractéristique :

En 1906, un de mes malades, hivernant dans le midi, y ressentit pour la première fois l'atteinte d'une fièvre paludéenne, très tenace et très irrégulière, qui était destinée à récidiver, l'hiver suivant, avec une intensité extrême. Au premier accès, le malade, ignorant la nature de son mal, et constatant simplement, après la crise, une légère douleur au foie, se crut grippé, et appela un médecin local qui, aussitôt, lui prescrivit 50 centigrammes de calomel. Mon malade avait eu, l'année précédente, une petite atteinte d'appendicite, qui déjà lui avait semblé amenée par un purgatif. Il se défendit donc de son mieux contre la prescription nouvelle, mais, en vain. Le médecin lui enjoignit de prendre le calomel, l'*impératif* de la purgation en cas de grippe lui paraissant assez *catégorique* pour ne comporter jamais aucune exception. Le calomel provoqua une diarrhée assez forte, qui, d'ailleurs, suivant l'usage presque constant, fut suivie d'un renforcement de constipation : mais surtout cette petite prise de calomel raviva les douleurs de l'appendice, et, cette fois, ce n'est qu'à grand'peine, après plusieurs mois de repos et de régime, que le malade put échapper à une opération, longtemps jugée nécessaire par un chirurgien.

Dans d'autres cas que je pourrais rapporter, l'emploi d'un purgatif a réveillé l'appendicite d'une façon plus tumultueuse encore. Mais j'irai plus loin : je suis convaincu qu'un violent purgatif peut faire éclater l'appendicite, et sous ses formes les plus sévères, chez des personnes qui n'ont jamais eu la moindre crise, et dont l'appendicite latente a toujours échappé à l'observation. Une jeune fille de dix-neuf ans : Mlle K..., dont la santé avait toujours paru irréprochable, fut prise, un jour, d'un léger malaise abdominal, qui, véritablement, ne laissait voir aucun caractère inquiétant. Le médecin consulté lui prescrivit un purgatif pour le lendemain. Or, douze heures environ après l'absorption du purgatif, se manifestèrent les phénomènes abdominaux les plus graves; et lorsque je fus appelé, le lendemain, je ne pus que constater une péritonite suraiguë, qui se termina bientôt par la mort. Je dois ajouter que, entre le moment où le purgatif fut prescrit et celui où il fut absorbé, les douleurs abdominales de la malade n'avaient aucunement fait mine de s'accentuer, et que la nuit s'était passée sans fièvre.

Que s'est-il produit ? Je l'ignore, puisque l'autopsie n'a pas été faite. Mais, si j'avais eu à formuler un diagnostic, j'aurais hardiment adopté celui de la mère de Mlle K.., qui, dès les premiers signes de la péritonite consécutive à la purgation, s'est écriée que sa fille était atteinte d'appendicite. C'est que le père de cette enfant était mort d'appendicite trois ans auparavant : il avait été, lui aussi, purgé le matin du jour où s'étaient déclarés les formidables accidents de la crise qui allait l'emporter. Et l'appendicite semble bien être, chez les K., une maladie de famille : car, quatre ans après la mort de la jeune fille, son frère, dyspeptique depuis plusieurs années, a été pris, à son tour, de coliques appendiculaires très nettement caractérisées. L'opération, chez ce jeune homme, a permis de constater que, en effet, l'appendice était malade. Tout porte donc à supposer que c'est également à une appendicite qu'a succombé Mlle K. ; et je ne prétends point affirmer qu'elle y aurait échappé sans l'emploi du purgatif : mais il n'en reste pas moins certain que le purgatif a été l'occasion, sinon la cause, du brusque déchaînement de la maladie.

Aussi bien, d'une façon générale, le rôle funeste de la purgation consiste-t-il plutôt à être l'*occasion* que la véritable *cause* des affections graves de tel ou tel organe. Je ne dis nullement qu'un purgatif, même violent, ait de quoi faire naître de toutes pièces l'appendicite, ni une entérocolite chronique, ni une hépatite, ni une neurasthénie profonde et persistante : je dis que, souvent, une purgation allume ces maladies qui couvaient sourdement, les révèle, tandis qu'aucun signe ne s'en montrait jusque-là, transforme des candidats à ces maladies en des malades déclarés. Mais n'est-ce pas assez pour nous prouver le danger des purgations, et qu'il n'y a personne d'entre nous qui, plus ou moins, ne coure le risque d'en devenir la victime ? Qui de nous est assez sûr de soi-même pour certifier qu'il n'a point quelque maladie latente, quelque organe fêlé, n'attendant qu'un choc pour se briser ? Et je ne prétends pas, non plus, que chacun de nous risque de mourir à la suite d'un purgatif, comme Mlle K., ou d'être condamné à une longue période d'inaction et d'infirmités, comme mon malade du Midi ou Mlle X. Mais, encore une fois, les cas que j'ai cités sont des grossissements exceptionnels d'accidents qui se produisent tous les jours, dans des proportions plus restreintes. Tous les jours, à un degré plus ou moins fort, le danger des purgations se manifesterait, si l'on prenait l'habitude d'observer sans idées préconçues ; et j'essaierai tout à l'heure de démontrer que ce danger doit exister, qu'il ne peut pas ne pas exister, qu'il résulte forcément de l'action et du rôle de la purgation.

Comme je l'ai dit déjà, et comme on a pu le voir par tout ce qui précède, la mauvaise influence du purgatif se fait sentir d'autant plus que l'organisme est plus faible et plus vulnérable ; aussi n'est-il pas étonnant qu'elle soit plus particulièrement sensible aux deux extrémités de notre carrière : chez l'enfant et chez le vieillard.

Il est vrai que, chez l'enfant, ce mauvais effet de la purgation est, ordinairement, passager, et n'entraîne pas de suites bien graves : d'abord, parce que les doses employées sont, en général, modérées, et qu'il ne viendra à l'esprit de personne de donner à un enfant un purgatif violent, mais aussi parce que l'organisme de l'enfant est doué d'une élasticité énorme, qui lui permet de réagir très activement. Et cependant, combien fréquentes sont les secousses provoquées, chez les enfants, par la sacro-sainte pratique ! Je suis sûr que la clientèle des médecins qui s'occupent de l'enfance diminuerait des trois quarts sans la collaboration, éminemment purgative, des mamans, des grands-parents, peut-être aussi du médecin de la famille.

Un enfant paraît un peu fatigué, a les traits tirés, se gratte le nez : vite, un purgatif ou un vermifuge ! Que si, avec cela, il a l'ombre de constipation, alors les petits purgatifs, les lavements, et les suppositoires se succèdent sans arrêt : sur quoi l'enfant devient de plus en plus constipé, perd son appétit, et voici que tout son monde s'inquiète, qu'on le supplie de consentir à manger, qu'on imagine des subterfuges pour lui faire avaler des jaunes d'œufs ou du jus de viande. Hélas ! l'enfant va de mal en pis, maigrit, commence à ne plus bien dormir ; et toujours la constipation va se renforçant, à moins qu'elle n'alterne avec de la diarrhée. Ce qui est le plus à souhaiter, pour cet enfant, c'est que cet état fâcheux aboutisse à une petite crise aiguë, avec fièvre, et délire : car c'est dans ce cas seulement, sous l'appréhension d'une méningite, ou d'une fièvre muqueuse, que le médecin et la famille renoncent enfin à leur système de gavage et de nettoyage forcés; on met l'enfant à la diète, au repos absolu, on lui donne des bains, et, au bout de quelques jours, la santé revient, avec cette rapidité fantastique qui est le privilège de l'enfance ; et il n'est pas impossible que, dans ce cas, un médecin avisé ouvre les yeux aux parents, et les décide à laisser en paix le système digestif de leur enfant. Ou bien encore, il y a l'entrée en pension, qui se charge de venir au secours de l'enfant : personne ne s'y occupe plus de sa constipation, personne ne le bourre d'aliments reconstituants ; et, très vite, il retrouve la santé, et les parents sont tout heureux de penser que, malgré la pension, son vigoureux naturel aura pris le dessus.

Mais il n'en reste pas moins certain que, chez l'enfant, les misères provoquées par la purgation sont ordinairement d'un caractère assez bénin, même quand elles se manifestent sous la forme de ces maladies sans nom, faites de toutes pièces par l'ignorance et la sollicitude maternelles. Chez les vieillards, il en va tout autrement. Leur organisme, dépourvu de l'élasticité que possède celui de l'enfant, n'a pas la force de réagir autant qu'il faudrait, et souvent le choc produit par une purgation les trouble au point de les mettre en très grand danger.

Je garderai toujours le souvenir d'une vieille dame de soixante-quatorze ans qui, ayant traversé une grippe légère avec légère congestion pulmonaire, avait péniblement retrouvé sa petite santé antérieure, lorsque, deux mois après cet accès de grippe, se sentant un peu plus constipée que d'habitude, elle avait eu l'imprudence de se purger, deux matins de suite, avec un verre de Janos. Le soir du second jour, elle eut de la diarrhée ; mais, dans la nuit, elle se trouva saisie de coliques violentes, et entrecoupées de pertes de connaissance. Elle répétait à ses proches qu'elle sentait sa vie s'en aller ; et, de fait, le lendemain, elle est morte, tandis que rien n'aurait permis de prévoir cette issue fatale. Dira-t-on que ce n'était là qu'une coïncidence fortuite, et que cette dame est morte simplement parce que, minée par la grippe précédente, elle était arrivée à la limite de sa réserve vitale ? Je suis convaincu, pour ma part, qu'il y a eu autre chose qu'une coïncidence : ici encore, le purgatif n'a certes pas été la cause efficiente de la catastrophe, mais il en a été l'occasion, et c'est lui qui a contraint ma malade à user brusquement tout le reste de son capital de vie.

Autre cas. J'ai été appelé chez une dame de quatre-vingts ans, qui, pour une indisposition insignifiante, avait été purgée au calomel. Son médecin ordinaire m'a avoué qu'il n'avait prescrit les 50 centigrammes de calomel qu'un peu à regret, et pour répondre au désir unanime des enfants et petits-enfants de la malade ; en ajoutant que, lorsqu'il avait fait cette prescription, il n'avait pas trouvé chez la malade la moindre trace d'un état inquiétant. Le jour du purgatif, la dame avait eu deux selles copieuses ; mais, le lendemain, absence de selles, et état général de malaise, avec perte d'appétit et de sommeil ; le surlendemain, le malaise s'était aggravé, et, au troisième jour, quand je fus appelé, la malade me déclara formellement, devant mon confrère, que c'était le purgatif qui, seul, était responsable de ses souffrances présentes. Je protestai de mon mieux contre cette accusation, — tout en n'étant pas éloigné de la croire légitime, au secret de mon cœur, — et, en tout cas, de très bonne foi, j'affirmai à la malade qu'elle allait se remettre de cette secousse, car vraiment elle n'avait aucune lésion appréciable du cœur, des poumons, ni de l'intestin. Mais les faits me donnèrent tort : la vieille dame ne se remit pas, et succomba le surlendemain, sans que l'on pût incriminer une complication quelconque.

Fort heureusement, les choses ne se passent pas toujours d'une manière aussi tragique ; mais je reste persuadé que, bien souvent, chez les vieillards, le purgatif produit une dépression générale qui aggrave les maladies et éternise les convalescences ; d'autant qu'on a l'usage d'employer, chez eux, des purgatifs assez violents, sous prétexte que l'inertie de leur intestin exige des stimulations énergiques. Parfois ce sont les vieillards eux-mêmes qui, se trouvant constipés, et sans avoir d'ailleurs aucune maladie proprement dite, prennent l'habitude de se purger régulièrement, à des intervalles plus ou moins rapprochés : j'en ai vu cent fois qui, par ce procédé, se sont donné des crises gastralgiques, des vomissements, des vertiges, voire même des syncopes, pouvant faire croire à des poussées congestives, — toutes choses que, naturellement, ils se gardaient bien d'attribuer à la purgation.

Dans ce rapide examen du danger et des méfaits de la purgation, je n'ai pas insisté sur le plus ou moins de nocuité des divers agents purgatifs : mais, en vérité, c'est que je les englobe tous dans la même réprobation, et que, si j'avais à les classer, je le ferais en proportionnant leur danger au degré même de leur efficacité purgative. Sans compter que tous peuvent être plus ou moins dangereux, suivant la dose employée ou la fréquence des prises. Pourtant, il en est deux que je crois devoir signaler spécialement à l'attention du lecteur, parce qu'ils passent, dans le monde, pour être des purgatifs très doux, tandis qu'en réalité on ne saurait trop se méfier de leurs effets. Tel est, en premier lieu, le *calomel;* sa bonne réputation lui vient de ce que, parfois, il est bien toléré, produisant le résultat voulu sans provoquer dans l'organisme une perturbation appréciable : mais dans d'autres circonstances, même aux doses classiques, il peut causer de véritables ravages, étant un agent essentiellement infidèle, irrégulier, et capricieux. De même encore l'*huile de ricin*, dont les mauvais résulats manifestes sont moins fréquents, mais qui, jusque sous la petite dose d'une capsule, peut devenir très nuisible aux enfants et aux grands malades, à l'usage desquels les capsules sont ordinairement réservées. — Mais, protestent les mamans, une cuillerée d'huile de ricin n'est pas un purgatif! — Et nombre d'entre elles s'obstinent à « ne pas purger leurs enfants », tout en leur donnant de ces innocentes cuillerées ; et elles se désespèrent de voir l'intestin de leurs enfants de plus en plus paresseux, leur appétit de plus en plus médiocre, leur sommeil de moins en moins régulier, l'altération progressive de leur caractère et de leur humeur.

D'autres purgatifs passent à bien plus juste titre pour des agents doux. Ce sont ceux qu'on appelle des *laxatifs*, des *minoratifs*, des *dépuratifs*, etc. Mais ceux-là même doivent être jugés avec sévérité, parce que leur innocuité apparente entraîne presque fatalement à multiplier leur emploi, ce qui, non seulement a le défaut de créer une servitude fâcheuse, mais finit, tôt ou tard, par produire des conséquences importantes, la répétition indéfinie de ces « purgations douces » ne pouvant manquer de fatiguer l'estomac et l'intestin.

Et ce que je viens de dire des purgatifs s'applique, de tout point, ici encore, aux *irrigations intestinales*. Souvent inutiles, elles peuvent être quelquefois dangereuses, surtout si elles empruntent les propriétés du purgatif (lavements au séné, au sulfate de soude, etc.) ; et leur danger est d'autant plus grand qu'elles sont renouvelées plus fréquemment. Combien ne connaissons-nous pas de personnes qui, depuis des années, ne peuvent plus obtenir la « liberté du ventre » qu'avec des lavements quotidiens, et entretiennent ainsi la constipation qu'elles s'acharnent à combattre ! Mais c'est particulièrement quand elles sont très copieuses que ces irrigations deviennent malfaisantes, ou quand elles sont rapides et brutales, comme dans le cas des *douches ascendantes*. Celles-ci, du moins quand on les fait pénétrer dans l'intestin, ne sont, en réalité, que des lavements déguisés ; et, au reste, je dois dire qu'elles commencent à tomber dans le discrédit qu'elles méritent. Au lieu des fortes pressions qu'il était d'usage d'employer naguère, on n'emploie presque plus, aujourd'hui, que des pressions minimes ; si bien que les personnes avisées remplacent les luxueux appareils des établissements hydrothérapiques par un simple *bock*, laissant, en quelque sorte, baver le liquide qui pénètre dans l'intestin.

Cependant, les lavages à petite pression euxmêmes risquent d'être dangereux quand ils sont répétés souvent, ou quand la quantité du liquide est trop abondante. J'ai encore devant les yeux le spectacle d'un malade qui, parce qu'il urinait très peu, comme il arrive chez les grands nerveux à certains moments, s'était vu infliger un supplice que la sombre imagination de Dante n'aurait pas inventé. Pour vaincre la paresse du rein, le médecin de cet infortuné patient s'avisa de lui introduire, avec une longue canule, et à très faible pression, autant d'eau que son intestin pouvait en supporter : 4 litres et demi furent ainsi versés avec toute la lenteur requise ; et, grâce à cette lenteur, ils ne furent point rendus par l'anus ; et, effectivement, les urines de la journée devinrent plus copieuses : mais ce fut au prix de souffrances atroces de tout le ventre, qui persistèrent jusqu'au lendemain, mirent notre nerveux dans l'état le plus pitoyable, et, certes, ne contribuèrent pas à hâter sa guérison.

Nos pères se contentaient, pour administrer les « remèdes », d'une canule courte, de telle sorte que le liquide introduit ne visitait que l'ampoule rectale, et la détergeait sans grand dommage. Depuis lors la science a fait des progrès, et l'on a imaginé de longues canules portant le liquide détersif à 20, à 25 centimètres, au-dessus de l'ampoule rectale : grâce à quoi on a pu laver l'intestin à grande eau, comme on lavait l'estomac; et c'est ce qu'on ne s'est pas privé de faire, pendant des années, en recommandant surtout cette pratique pour les petits enfants atteints d'entérite! Aujourd'hui, ces lavages à grande eau ont si universellement révélé leur danger, que la plupart des médecins y ont renoncé : mais plusieurs continuent à conseiller des canules souples, de 12 à 15 centimètres, assez longues pour que le liquide dépasse franchement l'ampoule rectale. Ils y renonceront bientôt, j'en ai la certitude, et par le seul effet de leur réflexion, sans avoir à attendre que l'expérience leur démontre le risque de toutes ces interventions, parfaitement inutiles. A la façon dont nous avons vu se produire, ces années dernières, la faillite des formes excessives du lavage intestinal, je suis sûr que, très prochainement, tous les médecins se trouveront d'accord pour ne plus employer les irrigations qu'avec méthode et prudence, dans certains cas bien déterminés, où leur emploi exceptionnel peut avoir une utilité incontestable. Ainsi j'aurais mauvaise grâce à nier l'utilité du lavement huileux; il rend des services non douteux ; mais encore faut-il qu'il soit donné avec discrétion, et exclusivement afin de lubrifier la muqueuse de la partie inférieure de l'intestin. Quatre ou cinq cuillerées d'huile d'olive suffisent pour obtenir ce résultat ; et point n'est besoin de donner 200 ou 300 grammes d'huile, qui occasionnent des coliques et sont, en somme, mal tolérés.

Le modeste suppositoire doit-il être englobé dans notre condamnation de tous les agents d'évacuation artificielle ? Eh ! bien, oui, lui aussi peut être dangereux. Lorsqu'il n'est composé que de beurre de cacao avec un peu d'extrait de belladone, il n'est pas incapable de rendre parfois service aux constipés[1]. Mais que ceux-ci se méfient du suppositoire à la glycérine ! Ce suppositoire est souvent irritant, et va jusqu'à provoquer, chez les grands nerveux, un état général de malaise accompagné de vives douleurs locales. J'en ai vu un exemple très net chez une dame âgée, qui, fort soucieuse de sa

1. Une mère de famille m'a indiqué, récemment, un genre de suppositoire dont elle affirme qu'il a toujours produit un excellent effet chez ses nombreux enfants. C'est une petite carotte bien râclée, introduite dans le fondement, pendant une heure ou deux. De la même façon, une autre mère me dit avoir constaté que l'introduction du thermomètre dans le rectum de ses enfants avait pour résultat de hâter les selles. Voilà des moyens qui, certainement, ne peuvent faire aucun mal ; et je dois reconnaître que la plupart des suppositoires, sauf celui dont je vais parler tout à l'heure, ne méritent pas d'être traités beaucoup plus sévèrement.

santé, savait s'observer avec une grande finesse. Malade et constipée depuis quarante années, elle avait eu véritablement recours à *toutes* les formes possibles d'évacuation artificielle, jusqu'au jour où un régime alimentaire très restreint l'a enfin guérie de sa constipation, et du nombreux cortège de misères qui accompagnaient celle-ci. Or, je me souviens que dans le pitoyable récit qu'elle m'a fait de ses longues années de luttes contre la constipation, cette personne m'a raconté le cas d'un suppositoire à la glycérine qui a été suivi de troubles assez graves, syncopes, nausées, etc., tous phénomènes qui, dans l'espèce, paraissaient bien n'avoir pas eu d'autres causes que l'emploi du suppositoire.

Le danger des purgations et de leurs succédanés, et la manière constante dont ce danger est en proportion, tout ensemble, avec le plus ou moins d'énergie évacuatrice de l'agent et avec le plus ou moins de vulnérabilité du sujet, tout cela ne nous est pas seulement démontré par l'expérience clinique de chaque jour : tout cela apparaît évident, et s'explique le plus naturellement du monde, si l'on veut bien songer que toutes les interventions purgatives sont autant de *chocs* portant sur l'intestin, c'est-à-dire sur un organe des plus sensibles et impressionnables, sur un organe qui présente une surface énorme, et qui, sans aucun doute, est le point de départ d'innombrables réflexes.

Tout le monde sait combien le titillement de l'intestin provoqué par le ver solitaire peut, chez l'homme le plus vigoureux, avoir des retentissements lointains, et causer des troubles imprévus et divers. Ceci étant, comment l'action d'un agent purgatif, au moins aussi agressive que celle du ver solitaire, pourrait-elle se produire sans provoquer, dans l'intestin et dans tout l'organisme, des effets analogues? Et, en vérité, elle les y provoque toujours à un degré quelconque, depuis le malaise passager de l'homme bien portant, qui échappe à l'observation médicale, jusqu'aux cas extrêmes dont j'ai donné, ci-dessus, quelques exemples typiques. Toujours une secousse brutale de l'intestin, ou une série de petites secousses fréquemment répétées, amènent ou entretiennent des troubles nerveux plus ou moins importants. Mais surtout ils les amènent chez les personnes dont le système nerveux est, d'avance, particulièrement vulnérable ; et, parmi ces personnes, chez celles dont le point le plus faible se trouve être le système nerveux de l'intestin : et ne sont-ce point précisément celles-là qui, elles-mêmes, s'imaginent le plus avoir besoin de purgation, et que l'opinion commune est le plus portée à croire justiciables de la purgation ?

Ainsi l'intensité du choc produit par la purgation peut varier à l'infini : mais l'existence de ce choc, d'un ébranlement plus ou moins profond et durable de l'intestin, et, par contre-coup, de l'organisme tout entier, est incontestable. Or le choc, quelle qu'en soit l'origine, est le facteur par excellence de tout ce que j'appelle « la maladie », — par quoi j'entends un fonctionnement défectueux du système nerveux, sans lésion organique. Qu'il s'agisse d'un traumatisme, d'un coup sur la tête, d'une chute occasionnant une fracture de l'épaule ou de la jambe, d'un empoisonnement voulu par le chloroforme, d'un empoisonnement accidentel par les champignons, d'une irritation lente et prolongée de l'estomac sous l'effet d'une nourriture mal appropriée aux exigences actuelles de cet organe ; ou bien encore qu'il s'agisse d'une émotion morale violente, ou de chagrins prolongés : tout cela, en plus de son action immédiate, frappe le système nerveux, le trouble, et le déséquilibre ; et dès lors « la maladie » s'installe, d'une façon plus ou moins apparente et bruyante, avec des symptômes plus ou moins localisés dans telle ou telle région, d'après les prédispositions de chaque individu, et d'après l'espèce de l'agent perturbateur. Et entre ces symptômes, infiniment variés, de « la maladie », l'un des plus fréquents est la constipation[1]. De telle sorte que, voulant s'attaquer directement à ce symptôme, on ne fait qu'ajouter aux causes de « maladie » déjà existantes une cause de plus : on aggrave la constipation, bien loin de la guérir; et on risque encore, par surcroît, d'aggraver les autres symptômes morbides issus de la même cause, ou d'en faire surgir qui n'existaient point jusqu'alors.

Pour se convaincre de l'exactitude de cette affirmation, il suffit d'examiner le ventre d'un malade, ou même d'un homme bien portant, qu'on vient de purger énergiquement. D'une heure à l'autre, ce ventre s'affaisse. Le matin même, il était encore bien tendu, élastique, donnant à la

1. Cela est si vrai qu'un de mes amis, dont les selles avaient toujours été d'une régularité merveilleuse, s'est trouvé brusquement constipé pendant trois jours par le seul fait d'une violente névralgie dentaire ayant duré quelques heures. — Pareillement, il est d'observation commune que le voyage en chemin de fer a pour effet de constiper; c'est que, ainsi que l'a prouvé l'analyse des urines, le voyage en chemin de fer provoque toujours un léger ébranlement nerveux.

percussion une sonorité musicale, avec note plus élevée dans la fosse iliaque droite : maintenant, après la purgation, il devient mou, il s'étale, et la percussion ne donne plus qu'un son sensiblement plus égal et plus assourdi. Que s'est-il donc passé ? Il s'est passé ce qui se passe quand l'organisme est frappé brusquement par un choc violent, par une blessure ou une chute, par une vive émotion morale, par une atteinte de choléra. Invariablement, toutes les influences dépressives se traduisent de la même façon ; toutes ont pour résultat de sidérer le système nerveux, et toujours cette sidération amène un effondrement subit de l'abdomen. En traversant l'intestin, la purgation y a laissé les mêmes traces, les mêmes signes d'un désordre profond, qu'auraient fait une émotion intense ou une chute du haut d'un cinquième étage.

Cet effondrement du ventre est beaucoup moins sensible, à la suite d'une purgation modérée. Mais lorsque la purgation, même la plus bénigne, atteint un sujet qui se trouve sur les confins de la faillite nerveuse, très souvent il arrive qu'elle impressionne l'intestin de la façon que j'ai dite, ce qui signifie que la faillite est décidément déclarée. Je l'ai, pour ma part, observé nombre de fois ; et cette observation, tout en confirmant ma théorie du caractère traumatique de la purgation, me semble constituer une preuve nouvelle et péremptoire de sa nocuité effective[1].

1. Qu'un homme bien portant prenne un purgatif ; il constatera que ses selles ainsi provoquées ont une odeur toute différente de l'odeur de ses selles normales, et une odeur qui se rapproche plus ou moins de celle qui caractérise les évacuations des malades. Cela ne vient-il pas encore nous prouver que la purgation provoque dans l'organisme un état morbide, qui, d'ailleurs, suivant les cas, peut varier indéfiniment, en durée comme en intensité ? Et peut-être est-ce précisément la fétidité constante des selles, chez les malades, qui a conduit les anciens à tenter la purification des selles au moyen des purgatifs, lavements, etc. ? Mais, en réalité, ni les purgatifs, ni les lavages ne purifient : ils ne font qu'irriter l'intestin.

CHAPITRE IV

COMMENT ON REMPLACERA LA PURGATION

Après dîner, on a dit que les médicaments étaient épuisés dans l'île, et l'on observait que l'empereur ne serait pas accusé d'y avoir contribué : cela l'a conduit à dire qu'il ne se souvenait pas d'avoir jamais pris une médecine. Aux Tuileries, ayant eu jusqu'à 6 vésicatoires à la fois, il les avait supprimés sans vouloir prendre de médecine. Il avait eu, à Toulon, une blessure grave : il en avait guéri, tout en échappant de même aux médicaments. L'un de nous s'est permis de lui demander : « Si votre « Majesté avait la dysenterie demain, se refuse« rait-elle encore aux médicaments ? » — « A « présent que je me porte bien, je réponds : « oui, sans hésiter, — a dit l'Empereur ; — mais « si je devenais bien malade, peut-être chan« gerais-je, et ce serait alors en moi la conver« sion qu'amène la peur du diable dans l'homme « qui va mourir. »

(*Mémorial de Sainte-Hélène*, mercredi, 21 août 1816.)

Je pense avoir suffisamment établi, dans les pages précédentes, que, bien loin d'être la panacée que l'on croit communément, la purgation est presque toujours inutile, et souvent dangereuse. Mais, cela établi, le fait de la constipation n'en demeure pas moins, et la constipation est certainement un mal qu'il faut chercher à guérir. Par quels moyens nouveaux, me demandera-t-on, pourrez-vous remplacer, pour guérir la constipation, les vieux moyens classiques dont vous venez de prouver l'insuffisance ?

A cela je répondrai d'abord en répétant qu'en effet, certes, la constipation est un mal très réel et très sérieux, et dont la guérison doit très vivement préoccuper le médecin ; mais que la constipation n'est pas un mal en soi, qu'elle n'est que l'une des manifestations multiples d'un état plus général, et que c'est sur cet état que doivent porter les efforts de la thérapeutique, si l'on veut agir efficacement sur la constipation.

Aussi ne saurait-il être question de proposer, pour remplacer la purgation, tel ou tel moyen particulier, capable de produire des résultats immédiats. Pour la remplacer utilement, il faut recourir à tout un ensemble de moyens qui modifieront, peu à peu, l'état général dont la constipation n'est que l'un des symptômes. Et ces moyens sont de deux sortes, les uns relevant de la *psychothérapie*, les autres de l'*hygiène*, et de ce que l'on appelle, aujourd'hui, la *physiothérapie*.

1° *Procédés psychothérapiques.* — Que vient faire la psychothérapie dans le traitement de la constipation ? c'est la première chose que me demandera le lecteur. Eh! bien, si paradoxal que cela puisse sembler, j'affirme que la psychothérapie, le traitement moral, doit former la base de toute cure pratique de la constipation. Aussi bien était-ce déjà l'opinion de Montaigne : « Faites ordonner une purgation à votre cervelle, — disait ce profond observateur, — elle y sera mieux employée qu'à votre estomac ! » Oui, le premier devoir du constipé est de « purger sa cervelle », pour en faire sortir à la fois son respect superstitieux des purgatifs et sa terreur, non moins superstitieuse, de la constipation. Il doit s'accoutumer à comprendre que les procédés d'évacuation artificielle non seulement ne possèdent point les vertus curatives que leur prêtait une erreur séculaire, mais qu'ils risquent encore d'aggraver le mal qu'ils prétendent guérir, et d'engendrer ou de renforcer cette perturbation de l'organisme entier qui constitue « la maladie ». Et il doit aussi, en même temps, s'accoutumer à reconnaître l'inanité de toutes les théories, plus ou moins confuses, dont on lui a rempli la tête, sur les humeurs peccantes, sur l'auto-intoxication, sur les désastres provoqués par le séjour des matières excrémentielles, etc.

Ceci fait, et sa « cervelle » suffisamment « purgée », que le malade réfléchisse à la façon dont naît la constipation, qu'il se persuade à soi-même que celle-ci est bien loin d'être sa principale ennemie ; en un mot, qu'il se rassure, aussi bien par le raisonnement que par une sorte d'autosuggestion, en se disant : « J'ai tort de m'inquiéter ! Désormais, j'éviterai de recourir à des moyens factices, et m'efforcerai à discipliner mon intestin ! »

Mais, à cette suggestion que le malade se fait à soi-même, le médecin doit fournir l'appoint d'une autre suggestion plus autorisée et plus efficace. Il doit dire, redire sans cesse, à son client : « Vouloir, c'est pouvoir. Je vous affirme que, dans très peu de temps, vous pourrez conquérir ou reconquérir cette liberté du ventre à laquelle vous attachez tant de prix, et très justement ! Et je vous aiderai à y parvenir, en vous donnant les conseils d'hygiène générale qui conviennent à votre cas. Mais vous, de votre côté, aidez-moi, d'abord, en ne vous purgeant plus jamais sans mon avis formel, et puis, en travaillant activement à régler votre intestin ! Pour ce faire, présentez-vous à la garde-robe, tous les jours, à la même heure ; si le résultat est nul le premier jour, attendez au lendemain, toujours à la même heure; si vous n'êtes pas plus heureux, le lendemain, attendez encore vingt-quatre heures ! »

Que si, maintenant, le constipé est d'humeur pusillanime, et trop imprégné des préjugés séculaires, le médecin pourra, après trois jours de présentation inefficace, autoriser, pour le quatrième jour, un petit lavement pris à l'heure réglementaire, et rendu sans délai. Mais à un malade plus courageux, ou plus confiant, qu'il dise hardiment : « Présentez-vous tous les jours à la même heure, et attendez que l'évacuation se produise d'elle-même! Peut-être aurez-vous d'abord à attendre cinq jours, peut-être plus; mais ensuite les selles surviendront tous les trois ou quatre jours, puis tous les deux jours, puis quotidiennement, si, par ailleurs, vous suivez les conseils que j'ai à vous donner au point de vue de l'hygiène générale. »

Parfois, cependant, il peut arriver que, lorsque le médecin a ainsi essayé de convaincre son malade, tout ne soit pas encore fini. Il peut arriver que le malade, comme malgré lui, refuse de se laisser convaincre, et dise à son médecin : « Tous vos arguments sont sages, et ma raison est toute prête à les admettre : mais, au-dessous de ma raison, il y a en moi quelque chose qui résiste à vos affirmations ! Quoi que vous fassiez, je continue à avoir peur de la constipation ; et vous avez beau m'assurer que les misères qui l'accompagnent ne me viennent pas d'elle : un instinct fatal me force à l'en rendre responsable, et à ne pas supporter de vivre un seul jour en sa compagnie ! » — Ou bien encore il peut arriver, chose plus grave, que ce soit l'intestin lui-même du malade, qui, par une sorte de paresse acquise, refuse de céder à la persuasion. Dans les deux cas, pour peu que le malade s'y prête, et que les personnes de son entourage y consentent, l'emploi d'une autre forme de suggestion peut rendre des services infiniment précieux : je veux parler de la suggestion *hypnotique*. Si seulement le malade est hypnotisable, il n'y a rien de plus facile que d'exiger de lui, après l'avoir endormi, la régularité de ses selles, et de l'obtenir. C'est, parmi les ordres hypnotiques, un de ceux qui s'exécutent le plus aisément. Et jamais, pour ma part, je n'ai eu l'occasion de pratiquer l'hypnose sans en profiter pour ordonner au sujet d'aller à la selle chaque jour, régulièrement, à telle ou telle heure ; et jamais je ne me souviens d'avoir eu un échec, ce qui prouve bien encore le caractère nerveux, et tout symptomatique, de la forme habituelle de la constipation. Malheureusement, l'hypnose est un procédé d'exception, et dont on ne peut se servir que d'une façon très réservée, pour de nombreux motifs que je n'ai pas à développer ici; mais je n'ai pu m'empêcher de signaler l'efficacité toute particulière qu'il offre pour la guérison radicale de la constipation [1].

J'ajouterai que la psychothérapie, dont l'hypnose n'est que l'un des procédés, ne doit pas intervenir seulement chez le constipé, d'une façon directe, pour lutter contre le fait même de la constipation. Si l'on veut bien se rappeler que les maladies du système nerveux, de la nutrition, etc., ou plutôt que toutes les maladies, — sauf, bien entendu celles qui comportent des lésions, — sont souvent ou provoquées, ou entretenues, ou aggravées par des influences morales déprimantes, on comprendra de quelle utilité est toujours, pour le médecin du constipé, et pour toutes les personnes de l'entourage de celui-ci, la préoccupation de deviner les influences morales qui peuvent avoir contribué à le rendre malade, et de travailler, autant que possible, à

1. J'ai parlé plus longuement des avantages et des inconvénients de l'hypnose dans ma *Lutte pour la Santé* (pp. 189 et suiv.)

lutter contre elles. Combien de fois ai-je vu des jeunes filles se guérir de leur constipation, en même temps que des autres misères qui les torturaient, simplement à la suite de fiançailles enfin consenties, d'une vocation enfin approuvée, en un mot d'un « divertissement » les arrachant à l'ennui ou au chagrin, qui étaient la grande cause de leur maladie !

2° *Hygiène et physiothérapie*. — La vérité que j'ai le plus constamment essayé de mettre en relief, dans les deux chapitres précédents, c'est que, chez le constipé, la constipation n'est que l'une des manifestations d'un état morbide beaucoup plus général. Aussi comprendra-t-on sans peine, que, pour guérir vraiment le constipé ou, en tout cas, pour le soulager, il ne suffit pas de l'empêcher de se nuire par des purgations : il faut encore l'aider à se guérir par les véritables moyens thérapeutiques.

En tête de ces moyens se placent, à juste titre, ceux qui sont empruntés à l'*hygiène alimentaire*. Mais il convient, tout d'abord, de faire ici une nouvelle distinction, et de considérer tour à tour l'alimentation au point de vue : 1° de sa qualité, — et, 2° de sa quantité.

Pour ce qui est de la qualité, l'opinion universelle veut que tous les aliments se divisent en deux catégories bien nettes : les « rafraîchissants », et les « échauffants ». On est convaincu que toutes les personnes constipées ont avantage à se nourrir, par exemple, de pain complet, de pain d'épices, de pain de son, d'épinards, — ce « balai de l'estomac », — d'autres légumes verts, de fruits, etc. ; tandis que ces mêmes personnes, au contraire, risquent d'aggraver leur constipation en abusant du riz, des œufs, des viandes fortes, etc. Mais c'est là une vue beaucoup trop simpliste, et qui, malheureusement, ne saurait être admise. Car, en premier lieu, il est bien vrai que certains des aliments dits « rafraîchissants », étant très pauvres en principes assimilables, jouent le rôle de petits purgatifs par le fait du travail qu'ils imposent au système digestif : et, lorsque l'organisme est suffisamment résistant, leur mauvais effet, comme tels, est trop insignifiant pour être remarqué; mais, lorsque l'organisme est plus vulnérable, l'usage répété et prolongé de ces aliments a chance de fatiguer l'intestin et d'entretenir l'état morbide presque à la façon d'une véritable purgation. Et puis, étant donné ce que nous avons vu qu'était la constipation, il est clair que son traitement, au point de vue du régime, doit différer d'après les divers cas, d'après les formes diverses de la « maladie », dont la constipation est simplement un symptôme. Je me fais fort, pour ma part, de rendre la « liberté du ventre » à certains grands constipés, en leur permettant assez largement la viande et les œufs, ou bien, inversement, de guérir d'autres malades de la diarrhée et de régulariser leurs selles, en les soumettant à un régime où entreront, pour une bonne part, des aliments considérés comme « rafraîchissants ».

Au reste, le public se trompe singulièrement sur les propriétés « échauffantes » ou « rafraîchissantes » de tels ou tels aliments. Voici, par exemple, le riz, que l'opinion unanime de l'Europe tient pour le type de l'aliment « échauffant », pour l'équivalent, dans le genre opposé, de ces « rafraîchissants » modèles que sont l'épinard et le pruneau ! Or je ne sache pas que les millions d'Asiatiques qui font du riz un des éléments essentiels de leur alimentation, soient plus constipés que les Européens. Je puis même affirmer le contraire, d'après ce que m'a rapporté le docteur Matignon, qui a longtemps vécu parmi les Chinois. Si le riz, chez nous, a la réputation d'être un constipant, c'est seulement parce que son usage guérit certaines formes de diarrhée; et pourquoi guérit-il ces diarrhées? c'est parce que c'est un aliment léger, et, le plus souvent, très facile à digérer. L'interdire, comme on le fait d'ordinaire, à tous les constipés, c'est priver un grand nombre de ceux-ci d'une nourriture qui ne pourrait que leur être profitable.

Prenons maintenant le lait! Le rangera-t-on dans les « échauffants » ou dans les « rafraîchissants »? Sans doute, il arrête, lui aussi, certaines formes de diarrhée : mais combien de fois ne le voyons-nous pas, chez l'adulte, provoquer des diarrhées à l'égal des purgatifs les plus énergiques? Son action dépend de la variété des tempéraments, de la variété des états morbides; suivant qu'il s'adapte plus ou moins au fonctionnement présent du système digestif, il peut être ou un aliment et un remède de premier ordre, ou un véritable poison.

Voici encore le miel! De même que le lait, il est rafraîchissant pour les uns et constipant pour les autres; dans quelle catégorie le rangera-t-on? Ou bien, voici les dattes, qui passent pour un aliment échauffant! Mais un de mes amis, qui a servi dans l'infanterie coloniale, m'a raconté que, devant Perim, à l'extrémité de la Mer Rouge, s'étant trouvé accidentellement privé de toute autre espèce d'aliments, il avait consommé plus de trois livres de dattes dans les vingt-quatre heures, et que beaucoup de ses camarades avaient fait comme lui, sans qu'aucun d'eux en fût incommodé. Et si on passait ainsi en revue, en les soumettant au crible d'une observation méthodique, tous les autres aliments réputés « échauffants », on verrait que le nombre de ceux qui méritent réellement ce nom se réduit à deux ou trois : la confiture de coings, les nèfles, et les figues de Barbarie. Ces dernières, en vérité, justifient pleinement leur renommée : elles bouchent littéralement l'intestin. Mais il faut avouer que c'est faire trop d'honneur aux coings, aux nèfles, et aux figues de Barbarie, que de les considérer comme formant une catégorie spéciale d'aliments.

On peut dire de tous les aliments, à des degrés divers, ce que je disais tout à l'heure du lait : aucun n'a une action constante, une efficacité invariable et universelle. Aucun ne saurait être conseillé, d'office, à tous les constipés, ou à tous les relâchés. Pour telle personne qui s'accommodera des épinards ou des pruneaux, vous en trouverez telle autre, également constipée, que l'emploi prolongé des épinards et des pruneaux affaiblira sans le moindre profit.

Et ce que je viens de dire de la qualité des aliments peut s'appliquer également à leur quantité. Il y a des personnes qui se rendent « malades », et qui, par conséquent, risquent de devenir constipées, quand elles mangent plus que ne l'exigent les besoins de leur organisme : ceci s'observe notamment chez les enfants, voire chez des enfants à la mamelle, dont les misères proviennent en grande partie de ce qu'on leur donne trop à téter. Dans les cas de ce genre, il suffit de diminuer la ration alimentaire, sans rien changer au menu, pour que tout rentre dans l'ordre. D'autres fois, mais en vérité plus rarement, c'est en suralimentant un malade qu'on réussira à le déconstiper. Quant à dire dans quels cas il faut augmenter ou diminuer la ration alimentaire, on entend bien qu'il me serait impossible de le faire ici. Voici, cependant, deux observations qui me paraissent assez typiques pour mériter d'être rapportées :

1° En février 1907, j'ai vu venir chez moi un jeune garçon de douze ans, qui m'était amené par ses parents. Ce garçon, d'une taille dépassant la moyenne de son âge, était constipé depuis plusieurs mois, sans que l'on pût en deviner le motif. Il mangeait à la table de famille, et y prenait la même ration que ses parents et sa sœur : il n'avait aucune lésion appréciable, paraissait fait pour devenir un solide gaillard ; et cependant cette constipation inexplicable s'aggravait chez lui, de semaine en semaine, et avait fini par s'accompagner d'autres troubles nerveux (insomnie, inaptitude au travail, changement d'humeur, etc.). La famille, très sagement, avait depuis longtemps renoncé aux purgatifs, en présence du résultat fâcheux des premiers essais. Et j'étais, moi-même, fort embarrassé d'établir mon diagnostic, lorsque, après un examen de son abdomen, l'idée m'est venue que cet enfant avait peut-être une capacité digestive exceptionnelle, et que sa constipation était causée par l'insuffisance, pour lui, de l'alimentation qui suffisait au reste de sa famille. Je conseillai donc à ses parents de lui faire servir, aux repas et entre les repas, des rations supplémentaires. Ainsi fut fait, et le malade, chose singulière, eut d'abord quelque difficulté à s'accommoder de son nouveau régime : mais l'heureux effet de celui-ci fut presque immédiat, et un mois de suralimentation suffit pour enlever toute trace de constipation. Il y avait là, évidemment, une sorte de faim inconsciente ; et l'habitude contractée à la table de famille avait étouffé la voix de l'instinct, réclamant un surcroît de nourriture.

2° L'autre exemple, démontrant la thèse inverse, n'est pas moins explicite. Je vais le reproduire tel que je l'ai résumé dans ma *Lutte pour la Santé* :

« J'ai donné, pendant plusieurs années, des soins à une dame, qui, avec toutes les apparences de la santé, était constamment souffrante : migraines, eczéma, urticaire, affections cutanées polymorphes, palpitations, dyspnée, insomnie, caractère inquiet, émotivité exagérée, sensation de fatigue permanente, tendance à l'obésité, — et j'en passe, pour ne pas faire le tableau complet de ce qu'on est convenu d'appeler la *grande neurasthénie*. Particularité curieuse, elle avait peu de phénomènes digestifs, seulement de la constipation et des hémorroïdes. Elle avait même un vigoureux appétit, bien qu'elle prît fort peu d'exercice. En vain, je m'acharnai à diminuer son alimentation : précisément à cause de cet appétit de premier ordre, elle ne voulait pas entendre parler de régime restreint. Mais voici que l'adversité s'abattit sur elle, sous la forme de la ruine absolue ; elle en fut réduite à ne plus manger que des pommes de terre, cuites dans le four d'un petit poêle en faïence, et des haricots ; un demi-litre de lait était pour elle un grand extra. Or, à partir de ce jour, elle alla bien. Toutes ses misères disparurent successivement en trois ou quatre mois, y compris les misères nerveuses et les migraines ; et force me fut d'attribuer au seul changement de régime la surprenante modification de sa santé. Car on croira peut-être que, pressée par le besoin, elle s'est mise à marcher davantage, pour chercher du travail, ou pour se créer des relations ? Non, elle savait trop bien ce qu'il faut espérer des relations, quand on est dans l'extrême détresse : et je lui procurai un travail sédentaire, qui consistait à faire des adresses sur des bandes, pour un grand magasin de nouveautés. On avouera que ce n'est pas non plus l'intérêt palpitant de ce travail qui a pu modifier avantageusement sa mentalité. En dehors de ses douze heures de travail quotidien, elle avait des préoccupations angoissantes, qui auraient suffi pour ébranler un système nerveux moins équilibré. C'est donc bien uniquement, toute analyse faite, à la restriction du régime, et à cet élément seul, qu'elle a dû son retour à la santé[1] ». J'ajouterai que, parmi les symptômes morbides qui disparurent chez cette dame sous l'influence de son régime nouveau, la constipation a été l'un des premiers

[1] *La Lutte pour la Santé*, pp. 127 et suiv.

à disparaître, ainsi que cela se produit, d'ailleurs, dans la plupart des cas.

D'une façon générale, la vérité est qu'il n'y a point de régime qui constipe ou qui déconstipe : il y a des régimes qui s'adaptent ou qui ne s'adaptent pas aux exigences présentes, non seulement du système digestif, mais de l'organisme entier de tels ou tels malades. Un malade, par exemple, a été longtemps soumis aux purées et aux pâtes : s'il reste constipé, il convient de lui donner, au bout d'un certain temps, une nourriture plus excitante, — de la viande, du vin, etc. L'estomac et l'intestin de ce malade, son organisme tout entier ont besoin d'une stimulation : la viande et le vin le déconstiperont, en donnant à ses organes le coup de fouet qui leur est nécessaire. Certes, ils ont bien raison, les médecins qui affirment que rien ne peut arriver de plus malheureux, à un dyspeptique, que de se trouver condamné à un régime alimentaire défini. Tel régime sévère sera excellent, à une certaine phase de la maladie, qui cessera d'être utile, chez le même sujet, à une autre phase. Modifiez ce régime dans le sens qui convient : vous guérirez le malade, et vous le délivrerez simultanément, ou même avant toute autre chose, de sa constipation. Tous les jours nous entendons des malades nous dire : « C'est curieux, docteur, cette constipation, qui me préoccupait si fort, a presque disparu, depuis que je me suis mis à mon nouveau traitement ; mais je reste mal en train à mon réveil, j'ai encore des vertiges, un mal de tête vague, qui diminuent ma capacité de travail, de l'insomnie, etc. ! » A quoi le médecin doit répondre : « Fort bien, mais nous n'avons franchi qu'une étape de votre guérison ; et, si je suis content de savoir vos selles devenues régulières, c'est surtout parce que cette première victoire vous encouragera à suivre le traitement qui vous est prescrit ! »

Mais, me demandera-t-on, sur quoi vous fondez-vous pour conseiller tels aliments à tels malades, et pour modifier ensuite le régime, chez la même personne, aux phases différentes de sa maladie et de sa convalescence ? Pour mon compte, je m'inspire volontiers de la méthode du docteur Sigaud, qui trouve, dans l'exploration abdominale, des renseignements précis sur l'état actuel des organes digestifs, et, par contre-coup, du corps tout entier. Mais j'utilise plus encore les renseignements oraux que me fournit le malade. En général, les médecins n'écoutent pas assez le malade, et ne tiennent pas assez compte de la connaissance qu'il ne peut manquer d'avoir acquise de sa situation. Ils s'obstineront, par exemple, à prescrire le lait à un homme qui leur déclarera n'avoir jamais pu supporter le lait, ou la viande saignante à une jeune femme anémique qui protestera que la viande saignante lui a toujours fait horreur : tout cela, au nom de théories plus ou moins incertaines, et qui, en tout cas, ne sauraient avoir une portée et une valeur absolues. Pour en revenir à ma pratique personnelle, je tâche de mon mieux à découvrir et à exécuter, dans chaque cas, les ordres de la nature, qui toujours exprime clairement sa volonté, pour peu que l'on parvienne à comprendre son langage. Mais il va sans dire que je ne saurais entrer ici dans un examen détaillé des divers régimes alimentaires[1]. L'essentiel est que médecins et malades cessent de s'imaginer qu'il existe des régimes fixes, constants, aussi bien pour le traitement de la constipation que pour celui de tous les autres symptômes de la « maladie ».

La réglementation du régime doit, naturellement, s'accompagner d'autres moyens curatifs,

1. On pourra, du reste, trouver une [illegible] de plus approfondie des régimes, et de tout le traite[illegible] maladie », dans ma *Lutte pour la Santé*, 2e partie, [illegible]

correspondant à d'autres facteurs de la constipation. C'est ainsi qu'un malade, qui est devenu constipé et neurasthénique pour s'être surmené dans tel ou tel *sport*, verra toutes ses misères disparaître par une cure de repos, — car je ne saurais trop répéter que le lit ne constipe pas. Un autre, qui ne prend pas assez d'exercice pour les besoins de son organisme, se trouvera parfaitement d'un exercice modéré, — sous forme de *course en flexion*, par exemple [1], — parfois même d'un exercice forcé : témoins ces jeunes soldats qui s'étiolaient dans leur famille et qui, après deux mois de vie militaire, acquièrent une régularité de selles qu'ils n'avaient jamais connue jusqu'alors. C'est dans le même esprit que je conseille souvent la *gymnastique suédoise*, avec prédominance des mouvements qui font agir les muscles de la sangle abdominale (ainsi les exercices de plancher), et encore la *mécanothérapie*, toujours en recommandant plus spécialement les appareils qui font travailler les muscles de l'abdomen. Une *sangle* bien faite, serrant et soutenant bien toute la région intestinale, est

1. Sur les conditions et les effets curatifs de cette course, que je tiens pour le plus utile des exercices de gymnastique médicale, j'ai donné des renseignements détaillés dans une récente communication à la Société de Thérapeutique. (*La Dromothérapie*, dans le *Bulletin* du 23 décembre 1907.)

également un moyen de déconstiper, parfois très efficace. Et le *massage* n'est pas non plus sans rendre des services : mais à la condition que l'on se garde d'un massage abdominal trop violent, qui, par le fait même de sa violence et du choc infligé, risque d'aggraver la constipation au lieu de la guérir.

L'*hydrothérapie*, de son côté, peut souvent aider à la déconstipation, soit qu'on l'emploie sous forme de compresses froides sur le ventre, ou de douches tièdes, suivant les divers cas. Quant aux douches froides, il en est d'elles comme des massages violents : mieux vaut les éviter à cause de la secousse qu'elles impriment au système nerveux, et qui risque d'être excessive, et, dès lors, funeste.

Les bains de vapeur, les bains d'air sec, les bains électriques, les bains lumineux, l'électricité statique, les courants de haute fréquence, j'ai vu tout cela produire de bons effets dans le traitement de la constipation : mais je n'en dirai pas autant des applications locales de l'électricité sur l'intestin, en lavements électriques, ou en courants continus ou intermittents, car ces procédés, atteignant directement l'intestin, sont encore exposés à provoquer ce choc excessif dont je ne puis trop signaler le danger.

Le *changement de milieu*, lui aussi, aura souvent une influence favorable, et même très rapide et vraiment décisive, sur la régularité intestinale : mais c'est à la condition de ne point confondre le changement de milieu avec le voyage, soit en chemin de fer ou en bateau, qui, au contraire, provoque très facilement la constipation.

Je suis prêt à reconnaître que certaines *eaux thermales*, en plus de l'influence curative qu'elles offrent par le seul fait de changement de milieu, du changement de régime, et du changement dans le genre de vie, possèdent encore, en soi, la propriété de régulariser le fonctionnement de l'appareil digestif, — sans que leur composition chimique ni leur action ait rien de commun avec les purgatifs, — et constituent ainsi un recours précieux contre la constipation.

Resterait à parler du traitement dynamogénique de la constipation, tel qu'il est constitué, surtout, par les *injections sous-cutanées* : car c'est chose désormais bien certaine que toute injection, quelle qu'elle soit, pourvu que le liquide injecté ne soit pas toxique, produit un relèvement momentané de la tension vasculaire, se traduisant par une sensation de bien-être et de vigueur. Les injections se trouvent être, ainsi, un stimulant, qui combat très heureusement l'inertie nerveuse, et a souvent pour effet de faciliter le fonctionnement de l'intestin. Mais, parmi les divers liquides susceptibles d'être injectés, il y en a deux qui paraissent avoir des propriétés spéciales pour la cure de la constipation : ce sont le *liquide orchitique de Brown-Séquard* et le *sérum marin*.

Le pouvoir déconstipant du liquide de Brown-Séquard, aujourd'hui bien injustement délaissé, m'a été affirmé par le savant professeur lui-même. Je me rappelle encore, comme si c'était hier, le jour où il me disait : « De tous les services que m'ont rendus, sur ma propre personne, mes injections de suc orchitique, celui que je place en première ligne, bien avant tous les artres, c'est qu'elles m'ont guéri d'une constipation opiniâtre. » Et l'illustre maître ajoutait : « Il faut avoir été, comme moi, torturé par la constipation, pour connaître toutes les angoisses qu'elle occasionne ! » Aussi, depuis lors, utilisant ce précieux renseignement, j'ai traité, et je traite encore par les injections de liquide orchitique, et souvent avec un réel succès, les grands neurasthéniques atteints de constipation opiniâtre [1].

1. A côté du liquide de Brown-Séquard, d'autres préparations *opothérapiques* paraissent bien rendre de réels services

Quant aux injections de sérum marin, ceux de mes confrères qui s'en sont occupés spécialement sont d'accord pour affirmer que ces injections ont une influence décisive sur la constipation. Ils m'ont cité des constipés chroniques, qui, sans modifier leur hygiène ont vu disparaître leur constipation après la deuxième ou troisième piqûre d'eau de mer à faible dose (10 et 20 grammes). Comment expliquer cet effet? Il est possible qu'une part y soit due à la suggestion : mais tout semble indiquer que celle-ci n'est pas seule en jeu, et que nous sommes ici en présence d'un véritable agent curatif du symptôme *constipation*, dans « la maladie ». Au surplus, l'étude des propriétés du sérum marin est encore bien loin d'être achevée définitivement.

Enfin, il y a toute une catégorie de grands constipés dont les souffrances résistent à tous les moyens médicaux que je viens d'étudier, et ne relèvent vraiment que de la chirurgie. Chez les uns, la constipation et le nombreux cortège de misères qui l'accompagnent résultent simplement

dans le traitement de la constipation : ce sont les préparations d'*extrait de bile décolorée* et d'*extrait de foie* qui, en augmentant la sécrétion biliaire, facilitent les fonctions intestinales.

d'une lésion de l'appendice; et l'ablation de cet organe les guérit d'une façon radicale. D'autres fois encore, comme l'a découvert et établi l'éminent chirurgien M. Walther, la lésion de l'appendice se complique d'une lésion de l'épiploon, dans la région du côlon ascendant et dans la moitié droite du côlon transverse, c'est-à-dire d'une sorte de péritonite chronique; et, dans les cas de ce genre, c'est encore M. Walther qui, le premier, a eu l'idée d'une opération dont j'ai pu constater déjà, à plusieurs reprises, les excellents effets [1]. L'opération consiste à enlever l'épiploon, de manière à délivrer l'intestin de cette présence d'une membrane lésée qui cause ou qui entretient tous les maux en question. Au Congrès de Chirurgie de 1906, M. Walther a cité plus de 200 cas opérés par lui avec un succès presque constant; et je sais que, depuis lors, ce succès ne s'est point démenti. Aussi ai-je cru qu'il était de mon devoir de signaler ici ce remède héroïque, ne convenant qu'à une forme de constipation heureusement exceptionnelle, mais la plus douloureuse de toutes, comme aussi celle où l'emploi des purgatifs est évidemment le plus dangereux, puisque

[1] Voyez la communication du Dr Walther sur les *Epiploïtes chroniques*, publiée séparément au Secrétariat du Congrès de Chirurgie, 1906.

cet emploi ne peut faire qu'irriter encore un organe malade, sans avoir sur lui la moindre action curative.

Tels sont les moyens principaux qui permettront de guérir la constipation ; et il se peut fort bien que, à côté de ces moyens, prenne place un emploi méthodique de la *purgation*. Car le fait est que, par suite d'une erreur séculaire, la vraie valeur thérapeutique de la purgation nous reste encore à connaître. Au lieu de tenir le purgatif pour un remède pareil aux autres, répondant à des indications précises, — et certainement assez rares, — on l'a toujours élevé, pour ainsi dire, en dehors et au-dessus des autres moyens thérapeutiques. Cela est si certain que, dans le langage courant, les mots « remède » et « médecine » sont synonymes de « lavement » et de « purgatif ». Et c'est contre cette position privilégiée que j'ai voulu protester. Mais quand la purgation sera déchue de ce rang exceptionnel qu'elle partageait naguère avec la saignée, et que maintenant elle est seule à occuper, il en sera d'elle comme de la saignée, dont c'est maintenant que nous commençons à reconnaître quels précieux services elle peut rendre dans certains cas particuliers.

Dès à présent, par exemple, il me paraît démontré que le purgatif qu'on appelle l'*Eau bénite* est d'une utilité réelle dans le traitement des coliques de plomb. Dans le traitement de la dysenterie, comme je l'ai dit déjà, il se peut que la purgation ne soit pas sans utilité. Peut-être aussi est-elle vraiment nécessaire chez les paludéens, avant l'administration de la quinine? Cette opinion a cours chez tous les coloniaux, qui prétendent que la quinine n'agit pas si l'intestin n'est pas préalablement vidé. Peut-être, chez les cardiaques, une purgation préalable favorise-t-elle effectivement l'action de la digitale, comme le ferait une saignée? Ce sont là autant de points à étudier, et qui mériteraient de former l'objet d'une série de nombreuses et patientes observations cliniques.

Et peut-être y aura-t-il encore d'autres cas où les médecins de l'avenir recourront à la purgation, lorsque celle-ci sera enfin devenue un procédé curatif bien défini et nettement restreint, comportant certains avantages propres, à côté des graves dangers qu'il présente. Ainsi, il n'est pas impossible que, dans certaines circonstances, la médecine de demain cherche à imiter la façon dont la nature, parfois, provoque de grandes évacuations critiques, pour mettre fin à des états morbides. Mais ce n'est que très rarement que la nature emploie ce moyen de guérir. Je fais appel aux souvenirs de tous mes confrères qui ont beaucoup vu et beaucoup retenu : je crois qu'ils seront forcés d'avouer, avec moi, que les évacuations spontanées copieuses ne sont favorables à la santé que très exceptionnellement, et que, le plus souvent, elles constituent des complications aggravantes bien plutôt que des crises salutaires[1].

Pareillement il en est des purgatifs. Peut-être l'avenir reconnaîtra-t-il à quelques-uns d'entre eux une efficacité réelle dans certains cas spéciaux : mais, en général, j'ai la conviction qu'on les tiendra de plus en plus pour des agents dangereux, risquant d'aggraver, par des complications supplémentaires le mauvais état de l'organisme, au lieu de l'améliorer. Car autant leurs dangers m'apparaissent manifestes,

1. On pourrait aussi tirer un argument, en faveur de la purgation, de l'instinct qui pousse certains animaux à s'imposer parfois une véritable purge : tels les chiens et les chats, qui, au printemps, font usage de l'herbe appelée *le chiendent*. Cette herbe paraît leur être désagréable, et il est bien clair que ce n'est que sur l'ordre de la nature qu'ils se résignent à l'avaler. Mais, d'une part, je ne sache point qu'ils l'avalent pour se guérir de la constipation, et, en second lieu, l'absorption du chiendent ne paraît aucunement les fatiguer ni les rendre malades, comme font nos purgatifs humains. En général, les secrets de l'instinct sont bien obscurs, et les déductions qu'on en tire risquent fort d'être sans valeur.

m'étant démontrés à la fois par la réflexion théorique et par une expérience de plus d'un quart de siècle, autant cette même expérience m'a toujours conduit à constater qu'ils n'étaient pour rien dans les bons effets qu'on leur attribuait.

En attendant que la science de l'avenir nous ait nettement indiqué les quelques applications possibles de la purgation, je suis certain que les malades et leurs médecins feraient sagement de suspendre tout à fait l'emploi d'une pratique presque toujours inutile, et trop souvent funeste. Pour ma part, du moins, je n'ai pu me résigner plus longtemps à assister au spectacle de la continuation d'une erreur aussi fâcheuse sans pousser un cri d'alarme : et c'est vraiment avec la conscience de remplir un devoir que j'ai essayé, dans les pages qui précèdent, de dénoncer le *danger social* des évacuations provoquées.

INDEX ALPHABÉTIQUE

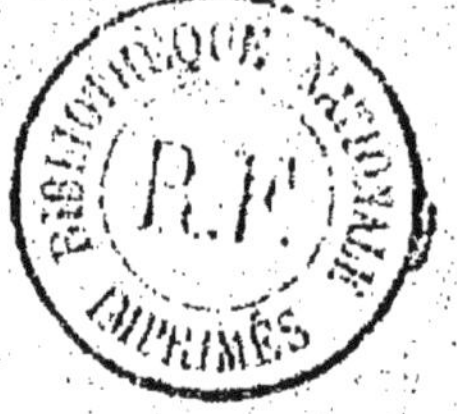
BIBLIOTHÈQUE NATIONALE
R.F.
IMPRIMÉS

AUTEURS CITÉS

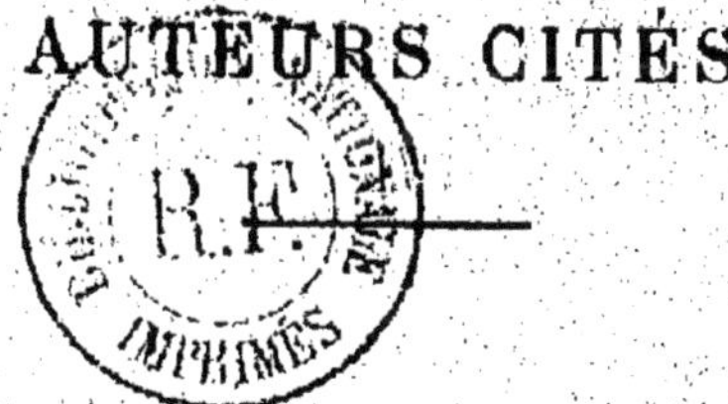

TABLE DES MATIÈRES

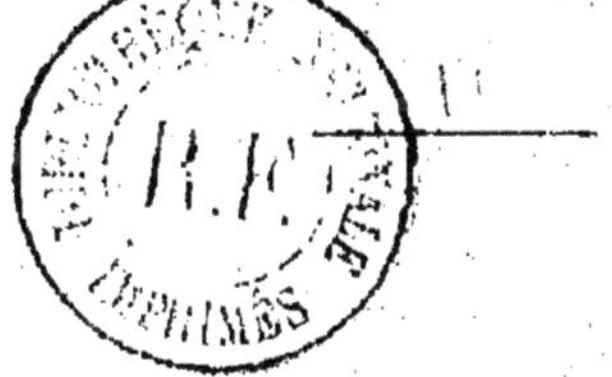

ÉVREUX, IMPRIMERIE CH. HÉRISSEY ET FILS

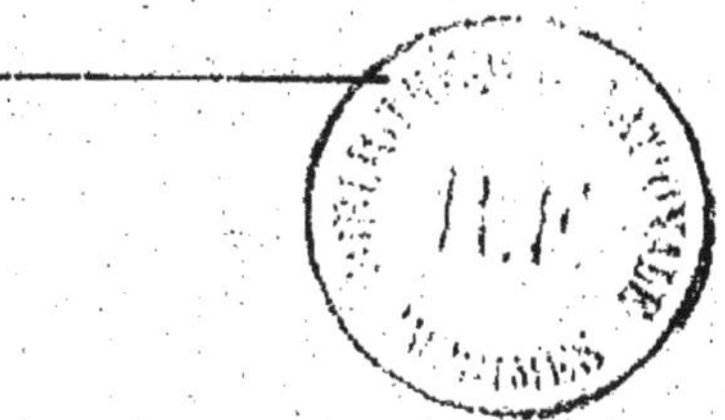

www.ingramcontent.com/pod-product-compliance
Ingram Content Group UK Ltd.
Pitfield, Milton Keynes, MK11 3LW, UK
UKHW020126200726
13856UKWH00002B/760

9 782013 546386